SAPIENS, MA NON TROPPO
———

Arturo Goicoechea

SAPIENS

ma non troppo

Síntomas sin explicación médica

SAPIENS MA NON TROPPO
© Arturo Goicoechea Uriarte, 2020
© Goicotellatu, 2020

Portada: © V. Tellería. Fotografía, Julia Uriarte y Arturo Goicoechea, 1948. Fotografía fonendoscopio, autor desconocido, bajo licencia CC-BY-NC
Ilustraciones y referencias: I. Goicoechea, 2020

ISBN: 9798574271315

Ninguna parte de esta publicación podrá reproducirse, grabarse o transmitirse en forma alguna, cualquiera que sea el método utilizado, sin autorización expresa por escrito de los titulares del copyright, excepto en el caso de citas breves en artículo críticos y revistas. Para información, diríjase a la fórmula de contacto, en arturogoicoechea.com

Sapiens, ma non troppo

Índice

Antes de empezar… 1
Prólogo 3
Introducción 5
PARTE I: Buscando la explicación. Crónica de un proceso 7
1 ¿Sapiens? 9
2 *Ma non troppo* 11
3 Síntomas 15
4 El quid de la cuestión 17
5 La conciencia 21
6 Hablemos de biología, de células 27
7 Qualia 33
8 La consulta a los expertos 37
9 Cuerpo real y virtual 41
10 Virtual no es igual a «psicológico» 51
11 No se conforme con las etiquetas diagnósticas 55
12 Marcadores biológicos 59
13 Terapias sintomáticas 63
14 Franz Kafka 65
15 Cronificación e irreversibilidad 69
16 Un colectivo desatendido 73
17 «Cuenta tu experiencia» 75
18 El lector 77
19 El proceso. La memoria histórica —memoria autobiográfica— 83
20 El cerebro es un órgano exigente 99
21 Los contrafactuales 103
22 Somos rumiantes 109
23 Un paciente más 113
24 El paciente es inocente. ¿Quién es el culpable? 117
25 El gobierno del organismo: homeostasis y alostasis 121
26 El gobierno neuroinmune 125
27 Mi intrahistoria profesional 143
28 De la década del cerebro al conectoma 147

PARTE II: Mi intrahistoria como paciente 153
29 En el limbo uterino 155
30 ¡Hala, a la calle a jugar! 157
31 Llanto inconsolable 167
32 Sistema neuroinmune congénito y adquirido 169
33 La buena y la mala muerte 171
34 Puertas de entrada y salida 175
35 Las corrientes 177
36 Tienes la lengua sucia 179
37 ¡Me duele la tripa! 183
38 Voy a vomitar 187
39 Los ruidos no producen dolor de cabeza 191
40 Kindling 195
41 Escuelas de medicalización 199
42 El cuello 201
43 El aprendizaje lo soluciona o complica todo 203
44 La vejiga 205
45 El suelo pélvico 209
46 Quietudes e inquietudes 211
47 Síndrome de las piernas inquietas 213
48 El dolor es la regla 215
49 Quistes en el ovario 221
50 Mujeres enfermas. ¿Qué habéis hecho vosotras para merecer esto? 223
51 Las malas compañías 227
52 Dando vueltas en el mundo 231
53 Vértigo paroxístico benigno 233
54 La casa misteriosa 235
55 El pánico a las alturas 239
56 Dependencia visual 241
57 Me afectan los cambios 243
58 ¡No te rasques! 245
59 Tienes fiebre. Quédate en casa. 247
60 ¡Corre, huye de aquí! El fiflí 251
61 Pleura 257
62 Hemoptisis 259

63 Año sabático en la sierra 261
64 Alergia 263
65 ¡Que me duela la cabeza, por Dios! 265
66 El mareo 267
67 Las moscas visuales mosquean 269
68 Ruidos en la cabeza —acúfenos o *tinnitus*— 271
69 Un respiro abdominal 275
70 Hiperventilación profesional 279
71 Un poco de Sumial no iba mal 281
72 Mi profe de violoncelo 285
73 ¡A mí la triptilina! 289
74 Calmantes 291
75 Agujas 293
76 Puntos dolorosos 295
77 Pinchazos 297
78 Estáis todas —las neuronas— muy excitadas 299
79 A mí me funciona 301
80 Hormigueos 303
81 La mala circulación 307
82 Falta de riego 309
83 ¡Qué empático tu amigo! 311
84 La mala vida 313
85 Somos vertebrados, no columnados 319
86 Desfiladero torácico 321
87 Dolor y daño 323
88 Sensibilización central 327
89 Personas PAS 331
90 Cuidado con la plasticidad 333
91 Lo mío es muscular 335
92 ¿Qué es una contractura? 337
93 Crujidos 339
94 Artrosis. El derecho a no sentir dolor 341
95 Estiramientos 343
96 José Errasti, un pionero 345
97 Cotilleo 347

98 Predicar en el desierto 351
99 De repente, los fisios 353
100 ¿Fibromialgia? No, gracias... 355
101 Terapia cognitiva: ¿qué es eso?... 359
102 Neuro-neurología 361
103 Cognición y conducta... 363
104 Hay que animarse 365
105 Por fin escribo 367
106 ¡A por ellos!.. 369
107 Aprender a desaprender. Resistencias. 373
108 La propuesta de las enfermedades autoneuroinmunes 377
109 ¿Quiere decir algo?... 379
110 El proceso 381
111 Post data: «covid persistente»... 383
112 La goicotribu.. 385
113 Un consejo 387
Agradecimientos 391
Referencias.. 393

Antes de empezar...

Para evitar malentendidos en la lectura del libro, tenga siempre presente:

1. Los síntomas no equivalen a enfermedad. Hay síntomas terribles sin enfermedad y enfermedades terribles sin síntomas.
2. Los síntomas siempre son reales: mortifican e incapacitan por sí mismos, haya o no enfermedad.
3. Siempre tienen una explicación biológica y es labor del profesional conocerla.
4. El/la paciente no los construye. Los padece.
5. Un síntoma «crónico» o «persistente» sólo indica que lleva tiempo, pero esa circunstancia no impide que pueda desaparecer.
6. Este libro habla de síntomas sin explicación médica. Ello quiere decir que previamente se ha descartado una lesión o enfermedad que los explique y justifique.
7. Usted puede y debe comprender el proceso que genera los síntomas.
8. No vamos a juzgar a la persona, sino al organismo humano (*sapiens*).
9. Que no le hayan encontrado nada es una buena noticia, no una mala.

Léalo varias veces.

Si queda claro, podemos seguir.

PRÓLOGO

Pues estaba yo en el campamento de caballos y me levante de la cama y hice un gesto y me quede inmóvil entonces me tire a la cama. Me pasaba por la cabeza cuando mis padres me decían que si tenía dolor me moviera y así saldría de esa situación.

Entonces empecé a moverme y poco a poco me empezaba a doler menos.

Asta que ya no me dolía!! Para entonces ya era la ora de montar a caballo, Y lo ice sin que me doliera. Abia salido de una situación orrible.

No me daba miedo porque me lo abían explicado. Eso si poco a poco.

Ariane

8 años

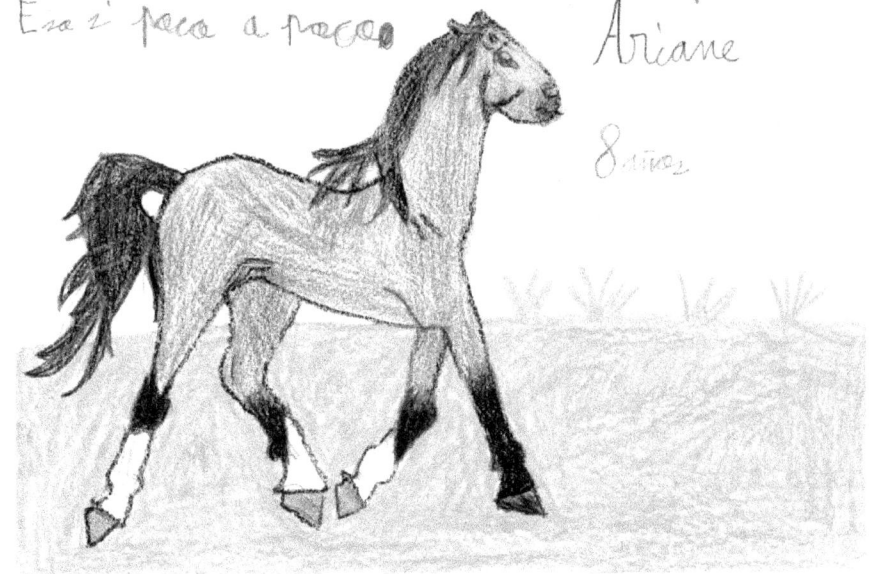

Pues estaba yo en el campamento de caballos y me levanté de la cama e hice un gesto y me quedé inmóvil, entonces me tiré a la cama. Me pasaba por la cabeza cuando mis padres me decían que si tenía dolor me moviera y así saldría de esa situación. Entonces empecé a moverme y poco a poco me empezaba a doler menos. ¡Hasta que ya no me dolía! Para entonces ya era la hora de montar a caballo. Y lo hice sin que me doliera. Había salido de una situación horrible. No me daba miedo porque me lo habían explicado. Eso sí, poco a poco.

Ariane, 8 años.

Introducción

—Ariane… el abuelo ha escrito un libro. ¿Por qué no escribes lo que te pasó en el campamento de equitación cuando te empezó a doler el cuello?

En mal momento se le ocurrió a mi hija Maite sugerirme que fuera su hija Ariane la que escribiera el prólogo. Me pareció una idea genial, pero no fui consciente del peligro que contenía la sugerencia. Una vez leído el texto, contando su experiencia de dolor cuando tenía ocho años, me he dado cuenta de que no tengo nada más que añadir. Está todo dicho en esas pocas líneas.

No sé si tiene sentido que lea usted el libro, pero, en fin, ya está escrito y puede hacer lo que quiera con él. Puede escoger entre grabar a fuego los torcidos renglones de Ariane —incluyendo, por supuesto, las faltas de ortografía— o tragarse el tocho de 400 páginas que le siguen. Quizás deba leerlas, porque es probable que usted ya no sea un niño y su cabeza esté ocupada por los incontables relatos en torno a los síntomas que se han ido acumulando a lo largo de los años, en el peregrinaje por las consultas en busca de una explicación y una solución.

Si pudiera volver a su infancia, recuperar la inocencia de mi nieta y contar con el asesoramiento de sus padres —Maite y Asier— en sus primeras experiencias de dolor, puede que no hubiera llegado a la situación actual y no estuviese leyendo esto.

Como esto es imposible, le animo a que siga adelante, pero si tiene la sensación de que todo lo que lee es demasiado complicado, vuelva a leer el prólogo de mi nieta. Muchas veces nos enredamos con lo sencillo. Lo enmarañamos o nos lo enmarañan de mil maneras. Cuando encallamos en esa penosa situación, es el momento de recuperar la inocencia infantil y reescribir nuestra historia sin tanta historia.

Supongamos que ha decidido seguir…

PARTE I: Buscando la explicación. Crónica de un proceso

1 ¿Sapiens?

Somos la especie que se autodefine como «la que sabe». Es más, la que está convencida de su capacidad de saber —*sapiens sapiens,* el que sabe que sabe—, verificada tras haber desentrañado las tripas del átomo y del universo entero.

Sócrates, según contó Platón, rechazó esa condición de sabiduría que nos define como especie y prefirió hacer preguntas antes que proponer respuestas, autodefiniéndose como el anti *sapiens*: «el que sabe que no sabe nada».

Estamos ante el típico problema de la botella medio llena-medio vacía. Evidentemente, algo vamos sabiendo, pero no todo.

Siguiendo la estrategia socrática, podríamos plantear cuestiones interesantes: ¿sabemos todo lo que se sabe? ¿Estamos bien informados acerca de lo que la ciencia ha desvelado? ¿Conocemos esa botella medio llena? ¿Cómo sabemos si lo que nos cuentan los sabios es cierto? ¿Cómo podemos estar seguros de que no nos están dando gato por liebre? ¿Qué es ciencia y qué es mercado, negocio? ¿Quién es el que da el título de sabio fiable? ¿No sería oportuno crear un superministerio universal de la verdad, que certificara por consenso lo que es cierto y rechazara lo falaz?

Realmente, ¿para qué queremos saberlo todo? ¿Para vivir más? ¿Para ser más felices? ¿Para proteger a nuestra descendencia?

Cada especie evoluciona por caminos impredecibles hacia una estrategia de supervivencia individual y colectiva. «Creced y multiplicaos». Ese es el mandato biológico.

Desde esa perspectiva, los *sapiens* podemos sentirnos orgullosos de lo conseguido. Gracias a saberes varios, disponemos de una expectativa de vida inimaginable hace unos pocos miles de años. La medicina ha contribuido a ese logro. Yo mismo, como contaré más adelante, sigo vivo gracias a los antibióticos, aunque otros no consiguieron sobrevivir a la medicina.

Calculando costes y beneficios, creo que es justo reconocer la sabiduría de los *sapiens*. Somos los amos del planeta, los más sabios.

¿Seguro? En nuestro afán de saberlo y explotarlo todo, puede que seamos los responsables de la extinción más tremenda de vida en el planeta. ¿Por exceso de sabiduría? ¿Por falta de ella? ¿Somos una especie cancerosa, que crece sin respetar las leyes del equilibrio ecológico? Considerando al planeta como un organismo (hipótesis Gaia), ¿cómo puede permitir la madre tierra ese crecimiento egoísta descontrolado de nuestra especie?

Nos queda la otra cuestión: ¿son los *sapiens* actuales más felices que nuestros ancestros? Nuestra brillante sabiduría nos da más años de vida, pero ¿nos garantiza el bienestar? ¿Tenemos terapias para todo? ¿El que sufre es porque quiere o porque se le niega el acceso a esas omnipotentes terapias?

Vamos a dejar la respuesta a la interrogante en un empate: algo *sapiens* ya somos. Es innegable...

2 *Ma non troppo*

En notación musical se indica, al comienzo de la partitura, en italiano, si debe ejecutarse en tiempo lento, tranquilo pero sin dormirse, ligerillo, rápido o rapidísimo. El término *allegro* propondría una ejecución alegre, ligera, rápida, pero (*ma*) no demasiado (*non troppo*). No se trata de una competición para ver quién consigue mayor velocidad en la ejecución, sino de dar con el aire en el que las notas generan la emoción debida, la que pretende el autor.

Pues eso: somos *sapiens*, pero no seamos demasiado listos. No nos pasemos. No compitamos para ver quién es el que sabe más. Quién es el que más publica, el más distinguido por honores, el que más dinero gana…

Hay que conocer lo que debe conocerse y, sobre todo, hay que saber que lo que nos dan como conocimiento inamovible, como dogma, puede ser cartón-piedra.

«La ciencia no lo sabe todo», dicen algunos sabelotodos, como argumento que defiende sus propuestas ideológicas, muchas veces descabelladas —desde la óptica de la ciencia oficial—.

Cierto, pero usted debería saber lo que la ciencia **sabe** y no ignorarlo por principio.

A lo largo de mi carrera profesional, he creído saber lo que debía saberse, hasta que un nuevo conocimiento ha dado al traste con lo que tenía como dogma. Sé que no lo sé todo, pero sé que sé algo que merece la pena sea sabido.

¿*Sapiens*? Creo que sí, pero no demasiado.

Hay un extenso capítulo de padecimientos que no cuentan con una explicación por parte de los sabios, «los expertos» en organismo. Un porcentaje elevado de *sapiens* sobreviven atormentados, incapacitados e incomprendidos. Son los náufragos de la medicina. A ellos va dedicado el libro: a los que padecen sin saber qué sucede en su interior opaco, a los que peregrinan por las consultas oficiales y alternativas.

Arturo grabó una serie de vídeos cortos para acompañar la lectura del libro y te lo ofrecemos aquí de regalo, a modo de complemento.

Escanea este QR y recibirás la colección completa.

***

"Como todos los videos, muy interesante el tema y muy bien explicado el proceso."

"Todos estos contenidos que estás aportando son excelentes. Si se pudiese hacer una serie documental para que se emitiera en televisión, ¡sería genial!"

"No me canso de escucharle, intuyo que me ayuda a comprender."

3 Síntomas

El interior del organismo es un universo opaco. Podemos encontrarnos bien o mal, es decir, sin síntomas o con ellos. Cuando sentimos dolor, cansancio, picor o ardor de estómago, echamos mano de nuestro conocimiento. Pensamos que puede ser debido a esto o a lo otro. Nos tomamos el fármaco del botiquín: el calmante, el protector gástrico… y si el síntoma desaparece en un plazo prudencial, no le damos mayor importancia.

No siempre es así. A veces, el síntoma sigue ahí o, después de haberse ido, vuelve una y otra vez. La cuestión se ha complicado. Decidimos, entonces, consultar al experto en interior de organismo. Tras una historia y una exploración más o menos cuidadosa y tras solicitar las pruebas complementarias que estime convenientes, puede que el profesional encuentre la causa y prescriba el remedio adecuado. Todo es coherente, al menos, en apariencia. Nos han detectado una migraña, una contractura, una artrosis, un colon irritable, una lesión de hombro, de cadera o de rodilla, una mala circulación, ansiedad, depresión. Un nuevo fármaco, un masaje, el yoga o una dieta nos devuelven a la normalidad. Estaríamos ante unos síntomas que el profesional controla. Conoce su significado y sabe cómo aliviarlos. «Síntomas con explicación médica».

Muchos pacientes encajan en este apartado. Se conforman con la explicación y la terapia porque, aparentemente, funciona. Otros muchos no consiguen que los síntomas desaparezcan. Las explicaciones de los expertos no convencen, por la sencilla razón de que los síntomas siguen ahí, a pesar de los tratamientos.

Estamos ante el mayor cajón de sastre de la medicina: «síntomas sin explicación médica». Puede que, incluso, le sorprenda saber que gran parte de los síntomas catalogados como explicados médicamente, que cuentan con un diagnóstico en apariencia correcto, por disponer de una etiqueta aceptable, no están explicados desde la perspectiva de la biología. Puede que esas etiquetas diagnósticas —una artrosis, la calcificación de un tendón, una «contractura»— no tengan nada que ver con la aparición del síntoma.

El libro le ofrece la oportunidad de situarse correctamente, desde la biología, en el mundo de los síntomas, las etiquetas diagnósticas y las terapias. Deje que le pique la curiosidad por conocer mejor, de modo sencillo, la enorme complejidad de lo que sucede en el interior. Este conocimiento le protegerá del peligro de engrosar las abultadas listas de los que padecen «síntomas sin explicación médica» —o con una explicación, al menos, cuestionable—.

Si ya sufre esa situación, no necesito alargar este preámbulo. Si no padece síntomas, o si los padece y piensa que los tiene controlados, este libro puede aportarle conocimiento sobre su origen biológico, cómo se producen, qué significan. Si es un profesional y tiene que dar todos los días una explicación a los síntomas de sus pacientes, cuando todas las pruebas son normales y no sabe qué decirles, el libro le ofrece la oportunidad de comprender lo que usted tampoco se explica.

Puede que nunca se haya preguntado algo que a los científicos les apasiona y desanima: ¿qué es la conciencia? ¿Cómo se generan sus contenidos? ¿Qué sabemos de ella?

4 El quid de la cuestión

Hay alimentos —y conceptos— que cuesta tragar y digerir. Exigen un proceso de masticación previo antes de ser deglutidos, en pequeños trozos. Otros, como los purés, entran sin dificultad. El libro tiene dos partes. La primera exige ese proceso de masticación, lento, paciente, para evitar la indigestión o el atragantamiento. La segunda parte es más ligera.

Cuando nos enfrentamos a una serie de problemas, podemos optar por resolver primero los fáciles y dejar encima de la mesa los complejos para otra ocasión. En este caso, he optado por hincar el diente primero a lo más complicado. Buscaré el modo más sencillo de hacerlo, siguiendo la recomendación de Albert Einstein: «Todo tiene que ser tan simple como se pueda, pero no más simple».

Le pido un poco de paciencia. Empezamos con lo abstracto, lo complejo. Verá que, cuando se comprende, es más sencillo de lo que parece. Vayamos al grano, al quid de la cuestión: **la conciencia**, ese espacio misterioso en el que aparecen los síntomas. En la facultad, no nos hablaron demasiado de la conciencia. Aprendimos a poner etiquetas diagnósticas a los síntomas y a prescribir un tratamiento.

¿Dolor abdominal en la zona del apéndice, fiebre, vómitos y «vientre defendido» en la exploración? Probable apendicitis: verificar la sospecha y consultar con el cirujano. En la conciencia, el paciente únicamente recibió por parte de su organismo los síntomas «dolor» y «ganas de vomitar». ¿Qué sucedió entre la inflamación del apéndice y la aparición de los síntomas en la conciencia? ¿Qué es la conciencia? ¿Cómo se construye?

No me percaté de la importancia de esta pregunta y la posible respuesta hasta los últimos años de mi carrera profesional. Ni siquiera era consciente de que debería hacérmela a mí mismo. Sin embargo, los pacientes me la hacían: ¿por qué me duele? Me quitaba la pregunta con cualquier respuesta. Eso sí, sabía que los síntomas podían ser engañosos, que podía uno sentirse sano y padecer, sin embargo, una enfermedad grave. Un caso típico relativamente frecuente que podríamos denominar «El sano imaginario», una comedia —o más bien un drama— que nadie ha escrito: un ciudadano pletórico, que se siente imaginariamente sano, y presume ante sus amigos de lo bien que se siente, descubre en un chequeo rutinario que padece cáncer y que le quedan unos meses de vida. Estaríamos ante un caso de «ausencia de síntomas con explicación médica». Lo que no tiene explicación, en este caso, es la falta de síntomas. ¿Qué ha pasado para que el organismo no se percate y reaccione ante una colonia de células cancerosas? ¿Cómo puede usted decirme que tengo algo si no siento nada?

También sabía que tendría que lidiar con la situación contraria: el paciente que se queja desde hace tiempo de síntomas, mortificadores e incapacitantes, sin que los exámenes complementarios detecten una enfermedad, es decir, «El enfermo imaginario», exitosa comedia de Molière. En este caso, estaríamos ante un paciente con «síntomas sin explicación médica». ¿Por qué, si no hay nada alterado, el organismo actúa **como si** lo hubiera?

Si piensa usted que defiendo la idea absurda de que los síntomas del «enfermo imaginario» son imaginarios, le sugiero que, antes de cerrar el libro, vuelva a leer las dos primeras precisiones del arranque:

1. Los síntomas no equivalen a enfermedad. Hay síntomas terribles sin enfermedad y enfermedades terribles sin síntomas.
2. Los síntomas siempre son reales: mortifican e incapacitan por sí mismos, haya o no enfermedad.

Todos estamos expuestos a la condición de «sanos y enfermos imaginarios». Es decir, podemos sentirnos engañosamente sanos o enfermos. Se puede estar enfermo sin síntomas; estar enfermo, con síntomas; sentirse enfermo estando sano y sentirse sano estando sano. El libro está dedicado a los que, estando razonablemente sanos, nos sentimos enfermos. Yo también he estado en ese trance.

¿Por qué se siente usted tan mal desde hace tanto tiempo y le dicen que no tiene nada? ¿Por qué los medicamentos no le alivian? ¿Por qué nadie le cree? ¿Cuál es el proceso que genera los síntomas? ¿Cómo debe interpretarlos? ¿Qué significan? Las respuestas son complicadas, más que nada por la sencilla razón de que le resultarán novedosas y puede que algo extrañas. Preferimos las malas respuestas conocidas que las buenas por conocer. Nos gusta que nos digan lo que hemos aprendido y esperamos oír.

También se preguntará si todo esto le va a servir para librarse de los síntomas. La respuesta es un sí rotundo, pero hay que trabajarlo. Ya ha empezado a hacerlo, leyendo este libro.

A por ello. Hablemos de la conciencia. ¿Alguna vez se ha hecho usted esa pregunta?

¿Qué es la conciencia?

5 La conciencia

La conciencia es una función del organismo como la respiración, la circulación de la sangre o la digestión. Gracias a sus contenidos, podemos vivir, movernos por el mundo, pensar, sentir, decidir. Imagínese sin conciencia. ¿Cómo podría iniciar la jornada? ¿Cómo sabría lo que tiene que hacer?

Los síntomas son contenidos de la conciencia. Le preocupan sus síntomas, ¿no? Pues bien: si quiere hacer algo en serio con ellos, le aconsejo que piense primero en la conciencia, el mayor de los misterios a los que se enfrentan los científicos. No se desanime, nadie sabe cómo se genera, pero sabemos algunas cosas que le pueden ayudar a situarse debidamente respecto a ella. Le facilito un par de metáforas que le ayudarán a comprender el tema, pues tiene su dificultad. Un consejo: agárrese a las metáforas como una lapa. Si las comprende, tiene gran parte de la tarea hecha.

La metáfora del ordenador

Piense en un ordenador. Forzando mucho la metáfora informática, diría que la conciencia es la pantalla del ordenador en la que este nos sugiere lo que debemos teclear —conducta— para conseguir objetivos. No hay un hombrecillo dentro que valora y decide proponernos lo que tenemos que hacer —*el fantasma del ordenador*—. Sabemos que existe en el interior opaco del aparato una compleja actividad de diminutos artilugios electrónicos, chips y cosas así, el equivalente material de las neuronas y sus circuitos. En esa selva electrónica se guardan archivos de toda la interacción del artilugio con usted, con sus tecleos. Basta con que ponga una letra para que le aparezcan unas cuantas sugerencias. Esas sugerencias reflejan todo lo que usted ha interactuado con su ordenador a lo largo de la vida. Además, el ordenador está abierto a información, actualizaciones, publicidad, virus que circulan por las redes. De todo ello sólo tenemos acceso a través de la pantalla. Nos hace sugerencias, plantea problemas, atascos… y nos incita a teclear —actuar— para conseguir un determinado objetivo.

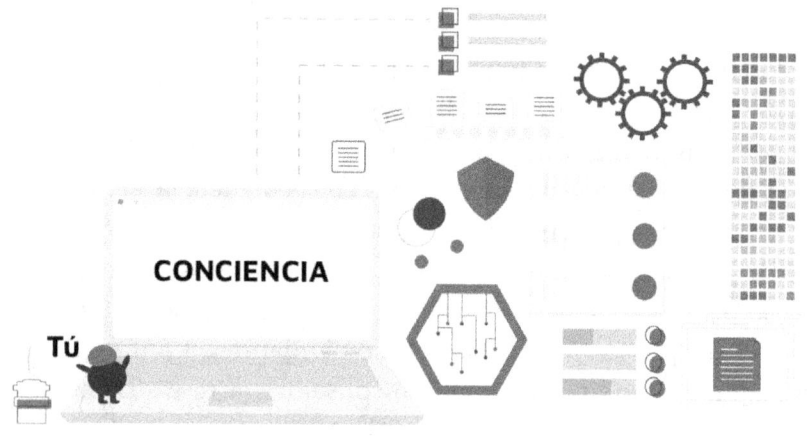

Ilustración 1. Conciencia: *metáfora del ordenador.*

La metáfora del cine

Otra metáfora podría ser la cinematográfica: en la pantalla sofisticada y misteriosa de la conciencia, el organismo se proyecta como una película y usted es el único espectador. Hay cámaras que filman el interior y el exterior. En la central de realización se seleccionan las imágenes más significativas, se funden con otras de archivos, se complementan con escenas ficticias y el montaje, que integra selectivamente todo ello, surge misteriosamente en la pantalla del cine-consciencia. En la película se funde la ficción con la realidad, el presente con el pasado y el futuro, los temores y los deseos, las frustraciones, sin especificar demasiado si lo que aparece en cada momento refleja la realidad o son meras suposiciones.

En el cine nos aclaran a veces que la película está «basada en hechos reales» y, otras, nos advierten que «cualquier parecido con la realidad es pura coincidencia». En el caso de los síntomas y la metáfora cinematográfica, no se aclara en la pantalla de la conciencia si esos síntomas reflejan la realidad o corresponden a un proceso ficticio, pero deberíamos saberlo. Tampoco es usted consciente de que su papel como espectador no se limita a ver la película, pasivamente. Tiene la oportunidad de modificar el guion, aunque no a su antojo y sin límite. El cine cerebral es interactivo.

Y lo más importante: usted no entiende nada de procesos internos, como tampoco entiende de las tripas del ordenador. Lo que sabe lo ha aprendido de los expertos. Usted, como espectadora interactiva, probablemente opinará lo mismo que ellos. Estará recitando un guion aprendido en las consultas y los medios de comunicación.

Nosotros, como pacientes, lo único que podemos hacer es contar nuestra película. Es el profesional quien tiene que dictaminar si esos síntomas corresponden a sucesos reales o imaginados —por su organismo, no por usted—.

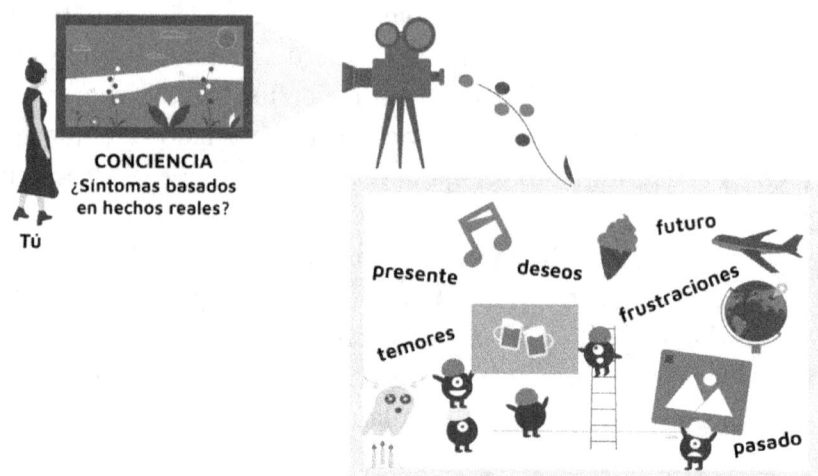

Ilustración 2. Conciencia: metáfora del cine.

El neurocientífico Bernard Baars planteó una metáfora similar, esta vez en el escenario de un teatro o espacio global de trabajo [1]. Por lo tanto, los síntomas aparecen en la pantalla del ordenador o en la de su sala privada de cine o teatro como consecuencia de procesos previos, ocultos. No surgen de la nada. Es el organismo, con su compleja actividad, el que se proyecta en la conciencia, reflejando lo que en su interior se cuece. ¿Realidad? ¿Ficción? Hay de todo.

En la conciencia aparece nuestra individualidad, nuestra historia. El ordenador de cada uno también contiene una historia exclusiva que integra todo lo que ha entrado y salido de sus archivos, de todas sus interacciones con las teclas. Podríamos decir que usted habla con el ordenador desde el teclado. Del mismo modo, usted habla con su organismo desde la conciencia —la pantalla-. El teclado sería su conducta. El texto de la obra de teatro o el guion de la película no lo está construyendo ni lo ha construido usted a su antojo, pero refleja, de algún modo, su participación más o menos consciente, con sus acciones. Es esa cuota de participación la que debe utilizar, pero para ello es necesario que conozca también la existencia de otros personajes. Puede que sean ellos los que van tejiendo el guion. No dé su conformidad con todo lo que proponen. Puede que quieran contarle e imponer su propia película. No deje que sean ellos los que gestionan los focos y los micrófonos, ocultando lo que debería aparecer en la pantalla y dando presencia a lo que debería permanecer oculto.

Puede que haya visto la película *El show de Truman*. Como espectador, usted conoce la trampa, el montaje. Truman está convencido de que habita un mundo real, no un guion de un programa televisivo. Le falta la información sobre el origen de lo que aparece en su mundo en el día a día. Puede que la conciencia sea, en parte, eso: ficción con apariencia de realidad. Asumiendo el papel de Truman en la película, tiene que darse cuenta de que el guion está preparado y reaccionar, como hace nuestro personaje al final.

La pregunta del millón sería: ¿refleja la película, a través de los síntomas, lo que sucede en el interior del organismo? ¿Está basada en hechos reales? Usted no puede saberlo. Solamente sabe lo que ve en su exclusiva pantalla. Para eso están los expertos en organismos. Acude a ellos a contarles su película y ellos le contestarán también desde la suya —la profesional—.

Salir a escena

En el libro me referiré muchas veces al «escenario». La interpretación correcta es «escena». Una escena contiene muchos componentes. Es día de fiesta, hace frío, estamos invitados a una comida, tenía que recoger el coche, es fin de semana, me voy a levantar… todo lo que ocurra en torno a ese momento, lugar y circunstancia. El organismo se muestra al individuo en la pantalla consciente a través de escenas. Cada una implica a distintos personajes. Un lugar anatómico del cuerpo es un personaje: el pie izquierdo, la mano derecha, la zona lumbar, la cabeza, el abdomen... son personajes, cada uno con su historia. En el cine, los personajes están caracterizados. Son guapos o feos, altos o bajos, jóvenes o ancianos. Lo mismo sucede con los personajes anatómicos.

En la película, cada personaje se enfrenta a una situación y actúa de un modo determinado. Usted tiene que salir a escena y formar parte de la trama. Si dice y hace lo que siempre ha pensado y hecho, contar sus síntomas sin que los profesionales encuentren ninguna enfermedad, le corresponde un papel bastante desgraciado, el del «enfermo imaginario», concretado en los personajes de su «cabeza, rodilla derecha, columna lumbar, planta del pie»... imaginarios. Recuerde que los síntomas no son imaginarios y que estamos hablando del organismo, en concreto, del *sistema neuroinmune*, un personaje del que quizás nadie le haya hablado, pero que resulta fundamental para comprender toda la trama de la película. Hablaremos de él. Sáltese el guion memorizado, rutinario. Diga otras cosas que reflejen lo que ha aprendido. Desbarate la trama de siempre. Al menos, inténtelo.

Recuerde: «me duele la rodilla». Está en el escenario, en una escena. El personaje es su rodilla. Usted también es un personaje. No colabore con un guion escrito por otros si ese guion no se corresponde con hechos reales. Sea Truman en el desenlace de la película. Ya que le he citado a ese misterioso personaje del sistema neuroinmune, haga la pregunta: ¿quién es ese? ¿Es un personaje real o ficticio? Pongamos un poco de suspense... Ya saldrá a escena más adelante.

6 Hablemos de biología, de células

Le recuerdo: los síntomas...
3. siempre tienen una explicación biológica y es labor del profesional conocerla, y
4. el paciente no los construye. Los padece.

Un organismo es un sistema complejo, integrado exclusivamente por células y lo que estas segregan. Evidentemente, no somos un ordenador. Una célula es muchísimo más compleja que un microchip.

La teoría celular fue proclamada solemnemente en el siglo XIX por Matthias Schleiden y Theodor Schwann. Todo lo que existe en el organismo sucede por obra exclusiva de las células y debe ser explicado, por lo tanto, en términos celulares. Los síntomas exigen una explicación celular.

La célula es la unidad morfológica, funcional y de origen de todo ser vivo. Cuando usted saborea la comida, está saboreando células animales y vegetales y lo que ellas han segregado, más la elaboración del cocinero. Nadie piensa en células cuando come, ni como sujeto que saborea, mastica y deglute, ni respecto a lo que come —una ensalada, un chuletón—, pero todo en biología son células y lo que estas segregan. No hay otra cosa. Bueno, salvo la sal, la única piedra comestible... [2]

Tome cualquier centímetro cúbico de su cuerpo y obsérvelo con un microscopio. Sólo encontrará células y tejido conjuntivo extracelular de sostén, segregado por esas células. Haga lo mismo con el chuletón o la ensalada. Células.

Un día cualquiera, se despierta, abre los ojos, se levanta, se asea, desayuna, acude al trabajo y se pone manos a la obra. Nada del otro mundo. Todos lo hacemos.

Sin embargo, esas acciones, cuya autoría usted se atribuye sin darse importancia, son el resultado del trabajo coordinado de todas sus células. En los seres vivos, la materia y la energía están organizadas como células y el individuo es una compleja sociedad de células. Pero ¿qué distingue a una célula de una piedra? Ambas están constituidas por materia —átomos— y energía en un tiempo-espacio. A una piedra le llega la luz reflejada por la pared blanca de una casa. Esa misma luz le llega a usted, a las células de la retina. La energía es la misma. Sin embargo, usted sabe que esa luz concreta proviene de una casa concreta. La piedra no puede saberlo. Sus células de la retina, las neuronas que conducen las señales retinianas y los centros que procesan esas señales han sido capaces de extraer algo que contenía esa luz concreta. Una célula está constituida por materia, energía, tiempo-espacio y... —perdón: la palabra empieza por i— e ¿i _ _ _ _ _ _ _ _ _ _? Ahí lo dejamos. Volvamos a las células.

Todas sus células son hijas de una célula fundadora, formada por la fusión del espermatozoide ganador de su padre y el exigente óvulo de su madre. Bueno, no exactamente. Más de la mitad no son suyas. Son bacterias que han colonizado su intestino y se han quedado a vivir allí, colaborando con las suyas... casi siempre. Usted, ese «Yo» misterioso que mueve el organismo de aquí para allá es, en realidad, sólo células, propias y ajenas. Una cifra mareante de ellas, capaces de coordinarse y generar todo eso que usted se atribuye como agente.

Evidentemente, no tenemos acceso consciente al baile de moléculas que se produce en y entre todas y cada una de esas células, propias y ajenas, sean del riñón, el hígado, la piel o la sangre. Nos limitamos a sentirnos de uno u otro modo y, en función de cómo nos sentimos, nos hacemos cábalas sobre el estado de salud o enfermedad del organismo, sin pensar en células, aunque deberíamos hacerlo, ya que estamos interesados usted y yo en resolver el origen de los síntomas.

Si nos sentimos mal y los síntomas nos molestan o preocupan, consultamos a los expertos en organismo —es decir, en células— para que nos den una explicación de su origen y una solución, si es posible, en términos celulares. Los expertos pueden acercarse a ese mundo celular echando mano de nuevas y poderosas tecnologías, pero siguen sin poderse explicar, en muchos casos, de dónde surgen esos síntomas que causan tanto dolor al paciente y desconciertan y desarman al profesional.

El paciente tampoco se explica cómo los expertos no pueden explicar el origen de sus síntomas, con toda esa moderna tecnología a su alcance. El interior del organismo sigue siendo un misterio, por lo que se ve, tanto para el paciente como para el profesional. Quizás la respuesta está en el carácter misterioso de la conciencia. No la podemos objetivar. Filosofamos, especulamos, proponemos metáforas. Es, además, un espacio privado. Cada uno conoce el suyo. Si nos interesan los síntomas de alguien, tenemos que preguntar.

—¿Qué síntomas tiene? Cuénteme su película.

Usted relata sus síntomas y lo que menos espera oír es:

—No tengo una explicación para sus síntomas. Todo lo que hemos mirado es normal. No me creo su película.

—¡No es posible! ¿Su conciencia rebosa de síntomas y los profesionales no encuentran nada? ¿Ni siquiera creen que usted pueda estar viendo en la pantalla esa película?

Puede, incluso, que esa respuesta le haga dudar.

—¿Me estoy inventando los síntomas? ¿Me estoy montando una película?

Ni se le ocurra pensar tal cosa. La película es absolutamente real. Aparece en la pantalla. Estaría bien sacar fotos de la pantalla para mostrárselas al profesional, pero no es posible. No tenemos pruebas de lo que «vemos» en esa pantalla. Tampoco tenemos acceso directo al interior. La evolución tendría que haber seleccionado unos sentidos internos que permitieran vernos las entrañas. Los pacientes tienen que acudir al profesional a que «*les* mire», es decir, que oiga los sonidos del interior con el fonendoscopio, palpe los órganos y vísceras a través de la gruesa capa grasa de la piel o introduzca sondas con una lucecita por bronquios, articulaciones o aparato digestivo. Lo han hecho en su caso y no han «visto» nada. Sólo le queda la certeza de los síntomas. La conciencia. La película o la obra de teatro es un drama que solamente lo vive, padece y conoce usted.

El exterior es otra cosa. Lo vemos, oímos, olemos, palpamos y degustamos y podemos hacernos una idea de lo que sucede. Tenemos acceso directo a través de los sentidos. No necesitamos acudir a ningún profesional para que nos diga lo que vemos, oímos y degustamos. Comprobamos, además, que, básicamente, todos vemos y oímos las mismas cosas. En la luz reflejada por la casa todos vemos la casa. Vemos la misma película.

Siento decepcionarle. Nada de lo que aparece en la conciencia: los árboles, la música, el sabor de los alimentos, el aroma de una flor, la sensación cálida de los rayos del sol, el frío de la nieve… existen. Ahí fuera sólo hay materia —átomos—, con más o menos energía, y células de otros seres vivos. Tendríamos que preguntar a los físicos para saber qué hay exactamente ahí. Bueno, ya lo sabemos: materia, energía, espacio-tiempo.

Ya, pero ¿qué más hay en las células? ¿Qué dicen los biólogos? Materia, energía, espacio-tiempo e… ¿in _ _ _ _ _ _ _ ón? ¿Qué hay en la conciencia? Precisamente, esa incógnita que probablemente ya ha adivinado…

Respetando la teoría celular, tenemos que admitir que los contenidos de la conciencia corresponden a algo que segregan algún tipo de células. La bilis la segregan las células hepáticas; la orina, las renales; el sudor, las glándulas sudoríparas. Evidentemente, «segregar» conciencia es algo infinitamente más complejo y misterioso que segregar bilis, orina o sudor, pero hay que respetar la teoría celular y situar la conciencia a la salida de alguna fábrica biológica. Las células que trabajan en la fábrica de la conciencia, como ya lo habrá adivinado, son las neuronas.

Las neuronas, por supuesto, son también células y, la conciencia, por más misteriosa que pueda ser, sólo ha podido aparecer por la actividad de esas neuronas, continuamente informadas de lo que sucede en todos los rincones celulares del organismo. Son células seleccionadas para memorizar y procesar todos los datos de los encuentros entre la complejidad del mundo interno y el exterior. Hoy día, podemos explicar la memoria en términos celulares. Eric Kandel recibió el premio Nobel de Medicina en 2000 por sus estudios sobre la memoria y el aprendizaje en un insignificante caracol marino. Objetivó, en términos celulares, esa propiedad exclusiva de los seres vivos. La inf _ _ _ _ _ _ ión.

Nadie sabe cómo puede surgir el mundo de la conciencia, ni para conocer el interior ni el exterior. Únicamente tenemos la película. A veces, nos centra en el mundo externo y, otras, en el interno. Muchos piensan que nunca se sabrá. La ciencia va desvelando el sustrato de actividad neuronal que la acompaña, la actividad de la fábrica —*correlatos neuronales de la conciencia*—, pero desconocemos cómo ese complejo baile de diminutos potenciales eléctricos y neurotransmisores que segregan las neuronas y que sí podemos registrar, la genera [3], [4].

Aunque no sepamos cómo consiguen en esa fábrica convertir minicorrientes y moléculas en sus síntomas, sí que podemos adivinar el sentido de lo que hacen. Renunciando con humildad a desvelar el origen de la conciencia, podemos, al menos, tratar de comprender su función.

¿Cuál es el objetivo final de los síntomas?

¿Responden solamente a los intereses del individuo o hay también intereses ajenos?

¿Cuál es el objetivo de su dolor? La respuesta es evidente: proteger la integridad física de los tejidos, pero, en su caso, no le está beneficiando en absoluto. No hay nada que proteger, pues no hay ningún tejido dañado. ¿Al servicio de qué o de quiénes están esos síntomas inexplicables?

Como en las películas: cuando se quiere desvelar la autoría de un delito, una pregunta clave es ¿a quién beneficia? Desde luego, no a usted, luego, podemos descartarle como responsable de esos síntomas. No tiene un móvil. Usted es la víctima.

Elemental, querido Watson.

7 Qualia

Cada síntoma contiene una cualidad subjetiva específica. Los filósofos la llaman *quale* —en plural, *qualia*— [5]. Si nos fijamos, esa cualidad nos sugiere algo respecto a lo que puede haberla generado. Un *quale* es como un emoticono. Lo vemos y sabemos inmediatamente lo que quiere expresar, pero no hay un texto previo.

El *quale*-emoticono picor, por ejemplo, nos fuerza a atender a la piel en un determinado lugar, con una hipótesis implícita de que algo inconveniente sucede en ella y debemos rascarnos para eliminar ese peligro. Esa cualidad del picor es el modo como el organismo nos incita a rascarnos. El *quale* cansancio nos invita a reposar; el *quale* hambre, a hacernos con un bocado; el *quale* mareo, a buscar sujeción; el *quale* dolor, a movernos mínimamente y con cuidado.

Los síntomas aparecen en la conciencia sin que nosotros los solicitemos y no incluyen un informe sobre lo que realmente está sucediendo. Sabemos que hay una actividad neuronal previa que los ha generado, como sabemos que los titulares de un periódico están ahí por el trabajo de todo el personal de la empresa que los edita, pero los titulares no nos informan de todas las deliberaciones previas, ni de todo lo que ha llegado por los teletipos. Evidentemente, tampoco existe un hombrecillo o fantasma que edita el periódico. Es el consejo editorial, influido, probablemente, por poderes económicos. Vaya usted a saber. Sólo tenemos acceso a los titulares —los síntomas—.

El picor traqueal no nos aclara si existe o no un proceso patológico en la mucosa ni, por supuesto, nos detalla toda la actividad celular que ha generado la sensación. **Se limita a forzarnos a toser.** La sensación de sed no informa sobre el estado de hidratación del organismo, sino simplemente que este solicita, con apremio variable, que echemos un traguito de la botella.

Los síntomas, por lo tanto, informan sobre estados evaluativos, hipótesis de organismo, y nos informan de lo que, en cada momento, lugar y circunstancia, este nos propone, en base al procesamiento de muchos factores, con el objetivo implícito de conseguir una conducta coherente con esa evaluación.

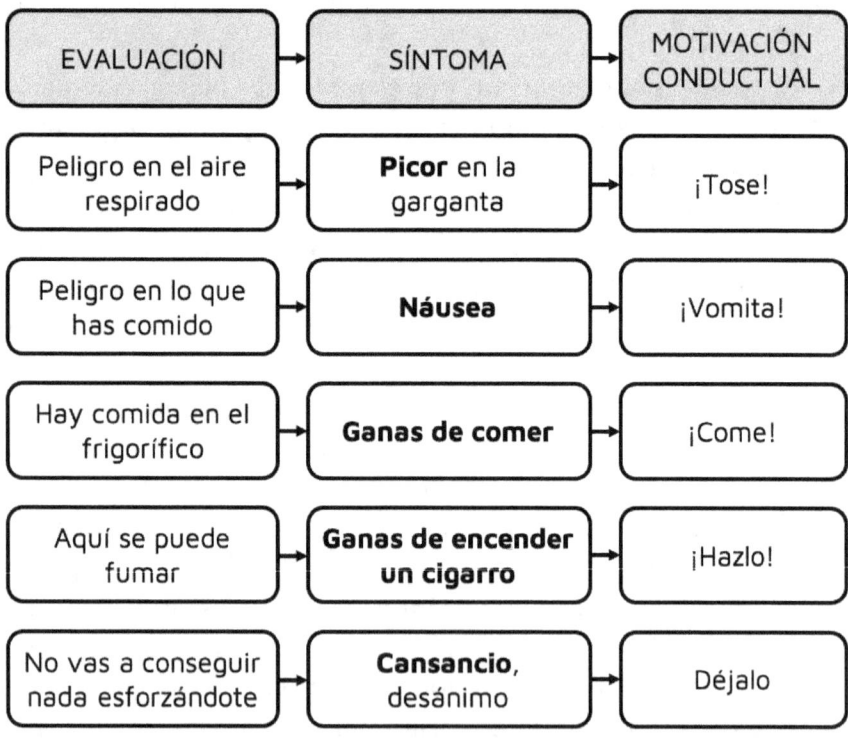

Ilustración 3. Los síntomas informan sobre estados evaluativos y nos informan de las propuestas del organismo.

Picor, náusea, ganas de comer, ganas de fumar, cansancio... Son ofertas del organismo *que usted no podrá rechazar* (*El Padrino*. F. F. Coppola)

8 La consulta a los expertos

La opacidad del organismo nos obliga a consultar a los profesionales para interpretar el significado de lo que sentimos y pedir su consejo. Ellos conocen la trama de lo que sucede en el interior y pueden desvelar, preguntando, explorando y solicitando pruebas complementarias, si todo está en orden o existe alguna perturbación. Los pacientes sólo podemos aportar el relato de lo que sentimos: los síntomas. Con nuestro limitado conocimiento, hemos balbuceado algunas hipótesis, pero nos sometemos al dictamen de los expertos. Estamos en sus manos, sean buenas o malas, interesadas o desinteresadas.

En ocasiones, el profesional evalúa correctamente la situación:

—Cuénteme.

—Tengo tos. Me pica la garganta.

—Le cuento. Probablemente sea un catarro viral.

—¿No me puede dar algo para no toser?

—La tos es un recurso defensivo fisiológico que contribuye a alejar el peligro de las vías respiratorias. Podemos evitarla, sedando el «centro de la tos», pero eso no ayuda a resolver el problema de la infección, sino todo lo contrario.

—Es que me molesta mucho. No me deja dormir.

—Le comprendo. Tome estas gotas…

El organismo le propone toser y, para ello, aparecen en la pantalla de la conciencia las ganas de hacerlo con el emoticono del picor en la garganta. Usted prefiere librarse de la molestia y pide que el profesional anule la propuesta: «deme algo contra el picor». Prefiere ignorar esa parte de la película.

Otras veces, y no pocas, el profesional no encuentra un significado al relato de los síntomas, ni parece que estos aporten ningún beneficio.

—Su organismo está normal. Tendría que sentirse sano. No me lo explico. No me creo su película.

Tenemos un problema. Probablemente, el más gordo y peor resuelto por la medicina: su incapacidad para dar, en muchos casos, una explicación satisfactoria a la presencia de síntomas en un organismo aparentemente normal. Nunca tanta gente, tras relatar sus síntomas a los profesionales y no encontrar estos evidencia de enfermedad, se ha sentido tan enferma, mal atendida y entendida.

Sospechan muchos profesionales que estos ciudadanos que dicen sufrir tanto están en realidad sanos y sostienen, de forma más o menos velada, que sus síntomas son imaginarios —psicológicos—, sin que expliquen claramente qué quieren decir con ello o por qué lo dicen.

El desencuentro está servido. Comienza el calvario, la peregrinación.

Salvo que el paciente esté mintiendo a sabiendas, los síntomas son siempre reales. Nunca los ponga usted en duda ni permita que lo haga ningún profesional.

Bueno, tómese otro respiro. Espero que haya acertado a situarle respecto al significado de la conciencia, sus contenidos, su prestación. Su ambigüedad. Truman es un personaje de un programa. Utilice las metáforas. Recuerde: realidad o ficción. ¿Cómo saberlo?

En cualquier caso:

5. Este libro habla de síntomas sin explicación médica. Ello quiere decir que previamente se ha descartado una lesión o enfermedad que los explique y justifique.
6. Que no le hayan encontrado nada es una buena noticia, no una mala.

Doy por supuesto que el profesional ha descartado con fundamento una enfermedad. En ese caso, está usted de enhorabuena: está sano. ¡Alégrese!

En muchos casos, es así. Respiramos hondo a la salida de la consulta y, aunque no comprendamos nada, nos quitamos un peso de encima y los síntomas se van.

En otros, la buena noticia se vuelve mala. Usted hubiera preferido que le encontraran algo. Tiene su lógica. No acaba de creerse que pueda sentirse tan mal y que no haya nada. Eso sucede en las películas, pero usted está hablando de su cuerpo, algo real.

9 Cuerpo real y virtual

La imaginación es una función real. Si no fuera por ella, no sobreviviríamos. Los síntomas, recuerde, son siempre reales, pero no expresan necesariamente hechos reales. En muchos casos, provienen de la imaginación, un proceso continuo que se entremezcla con la realidad. No, los síntomas no son imaginarios. Tenga cuidado. No cometa ese malentendido.

Vemos, oímos, olemos y degustamos gracias a la imaginación. Todos los seres vivos imaginan y anticipan el futuro en base a una experiencia previa, a una información. Al nacer, la imaginación no tiene límites. A golpe de experiencia, guiados por los sentidos, vamos comprobando que sólo una pequeña parte de lo imaginado se confirma.

Apoyándonos en la realidad incontestable de los síntomas, damos por sentado que, forzosamente, tiene que haber algo también real que no funciona bien y que los médicos no acertamos a detectar. El misterio puede desvelarse si consideramos la existencia de dos planos en el organismo: el real y el virtual.

Cada organismo tiene su soporte físico, que es el que evalúan los profesionales en la consulta, hoy en día con medios avanzados que permiten detectar con fiabilidad si uno padece una enfermedad objetivable o no. Es el cuerpo en tiempo real, sus células y espacio extracelular, pero la película está ahí. No refleja hechos reales, por lo que dice el experto, luego está relatando una trama ficticia, imaginada.

¿Qué células se ocupan de imaginar la realidad?

Puede que no haya oído hablar del *sistema neuroinmune*, pero cuanto antes le hable de él, mejor para los dos. Es el que construye y gestiona, además del mundo real, el virtual, el imaginado. Ya tenemos al principal sospechoso. Le he desvelado el final de la película. *Spoiler*.

El sistema inmune nos suena a todos, es el que nos protege frente a bichos y células extrañas de otros, como en el caso del rechazo de trasplantes. Gestiona las «defensas». Detecta e imagina peligro. Sin embargo, hoy en día sabemos que su actividad está íntimamente ligada a la red neuronal. Por ello, me referiré, en general, al *sistema neuroinmune* y no al sistema nervioso y al sistema inmune, como sistemas independientes con cometidos bien diferenciados. Cuando quiera referirme preferentemente a uno de los dos, utilizaré el término **subsistema**: neuronal o inmune. Prefiero utilizar también «neuronal» que «nervioso». El sistema neuronal no es un simple conjunto de nervios —cables— que van y vienen a los centros de procesamiento, sino algo mucho más complejo. Esa complejidad se encierra precisamente en los centros, no en los cables que entran y salen [6].

El sistema inmune no está autorregulado, sino que funciona en estrecha asociación con el sistema nervioso.

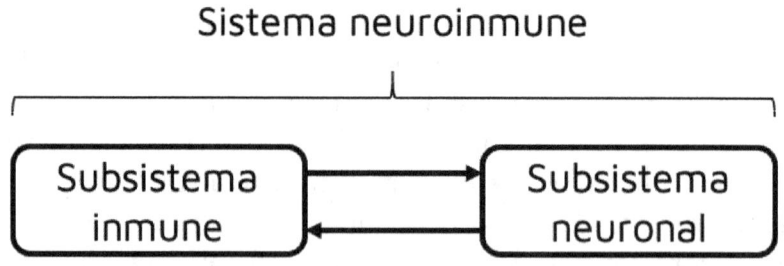

Ilustración 4. El sistema neuroinmune está formado por el subsistema inmune y el subsistema neuronal. Su actividad está íntimamente ligada.

El sistema neuroinmune se encarga del gobierno del organismo. No sólo del organismo real, sino que, además, construye el virtual. Se anticipa a posibles acontecimientos, los imagina y actúa de cara a sus previsiones. Aprende a hacerlo. Nace imaginándolo todo y, poco a poco, va templando su instinto imaginador. Partiendo de un conocimiento previo de la realidad, la anticipa y, en cada ensayo, detecta y corrige los errores de predicción [7].

Le voy a ser sincero. Puede que tampoco se lo hayan contado: el sistema neuroinmune, el gobierno, deja mucho que desear... No porque enferme con facilidad, sino porque comete errores u obedece a intereses ocultos. La imaginación insuficientemente contenida le pierde.

¿Pensaba que la naturaleza es perfecta? Quítese esa idea de la cabeza. Todas y cada una de las células son maravillas tecnológicas que nos sorprenden y nos invitan a pensar en un superingeniero que las ha diseñado utilizando megapoderes. Escoja cualquier parte de su cuerpo y estúdielo. Sobrecoge su avanzada tecnología... salvo en lo que se refiere al sistema neuroinmune. No se limite a ver cada célula, cada componente. Son tan impresionantes y perfectas como las demás. Tiene que analizar algo más etéreo e invisible, algo que no se ve al microscopio: el mundo virtual que construyen —imaginan—.

Imaginamos intuitivamente que nuestras defensas —el sistema neuroinmune— están vigilando el organismo por si sucede algo, si ha entrado algún germen, por ejemplo. Si no sucede nada, no nos enteramos. Los síntomas expresarían en la conciencia que algo está ocurriendo y, su ausencia, que todo está en orden.

Es una visión **reactiva** del sistema. Muchos robots funcionan desde este esquema: sensores, procesadores y motores.

Sin embargo, no es así. En primer lugar, no siempre las células vigilantes detectan peligro. Hay lobos disfrazados de corderos que se cuelan en el rebaño. Puede haber una enfermedad grave, como el cáncer, y pasar desapercibida a las células vigilantes del subsistema inmune. Las células cancerosas les han engañado. Se han camuflado. Fabrican visados falsos, como en las películas de espías. La policía inmune les permite seguir vivas, aun cuando pueden acabar con la vida de todo el organismo. A los centros de decisión no les llega ninguna información de amenaza. No se enteran y, por supuesto, usted tampoco.

Usted no deja de ser, en cierto sentido, parte de los «servicios centrales». Está esperando que le llegue información —síntomas— para actuar. A pesar de las apariencias, usted no recibe informes directos de la realidad celular, sino de lo que la red neuroinmune previamente ha evaluado y seleccionado. Puede que en la pantalla no apareciera ningún síntoma. Sin embargo, el médico ha visto el interior, el cuerpo real, y le da la mala noticia

—No me lo explico. Tiene usted un cáncer. Debería haber tenido síntomas.

Usted no es el responsable del error. Su sistema neuroinmune no se ha enterado y seguirá sin enterarse, probablemente. Habrá que hacer lo que el subsistema inmune no hace: eliminar esas células cancerosas con quimioterapia, radioterapia y cirugía.

—¿Qué ha pasado? ¿No me pueden poner otro sistema inmune, uno que detecte cuándo mis células se han vuelto cancerosas?

Realmente, es una opción que utilizan los oncólogos. Destruir la fábrica de células cancerosas y regenerar, con células madre propias o ajenas, una menos incompetente —trasplante de médula ósea—.

Créame. No he podido evitar el contarle el final de la película: el malo es el sistema neuroinmune, **es un peligro**. No es tan listo como creemos. De ahí el título del libro: *Sapiens, ma non troppo* (juicioso, inteligente, sensato, sabio… pero no demasiado).

En el libro nos ocupamos del error de signo contrario: el sistema neuroinmune actúa como si hubiera una enfermedad, aun cuando no la hay. Lo certifican los expertos.

¿Cuál es nuestro talón de Aquiles de nuestro sistema neuroinmune? ¿Por qué comete tantos errores? **Le pierde la imaginación.** También como individuos somos así. Nos cuesta ceñirnos al mundo concreto y nos montamos películas con entidades, al menos, discutibles. Supongo que ha leído *Sapiens, de animales a dioses,* el exitoso y recomendable libro de Yuval Noah Harari:

> Su argumento principal es que *Homo sapiens* domina el mundo porque es el único animal capaz de cooperar flexiblemente en gran número, gracias a **su capacidad única de creer en entes que existen solamente en su imaginación,** como los dioses, las naciones, el dinero o los derechos humanos. Harari afirma que todos los sistemas de cooperación humana a gran escala —incluidas las religiones, las estructuras políticas, las redes comerciales y las instituciones jurídicas— se basan, en última instancia, en **ficción.** (Wikipedia. La negrita es mía)

Los síntomas no son ficticios. No, en absoluto. Lo que aparece en la pantalla consciente es real… como contenido de la pantalla, pero puede ser que esos síntomas reales surjan de una enfermedad virtual, ficticia, imaginada. Puede ser también que esa enfermedad real —por ejemplo, cáncer—, que su sistema neuroinmune ignora, no genere ningún síntoma. Su sensación de salud sería entonces ficticia, no la enfermedad. Le recomiendo, por lo tanto, que incorpore en sus reflexiones esa doble vertiente de lo real y lo virtual. El organismo virtual, imaginado por el sistema neuroinmune, puede hacerle sentir mal e incapacitarle en grado extremo, a pesar de que no haya una enfermedad real.

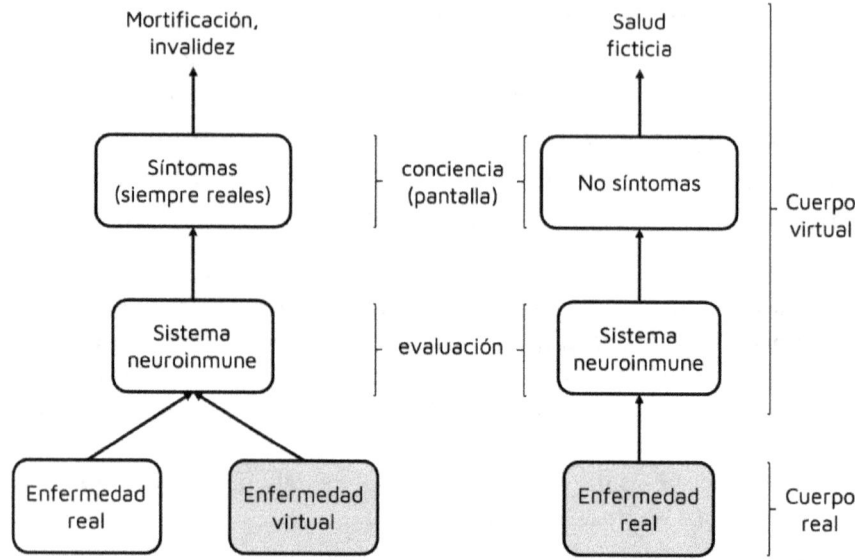

Ilustración 5. Cuerpo virtual y cuerpo real.

La frecuencia cardíaca, la respiración, el sudor y la presión arterial se modifican a instancia de las necesidades reales del cuerpo real, pero también lo hacen cuando el sistema neuroinmune imagina posibles escenarios. Por el registro de la frecuencia cardíaca y respiratoria o la constatación de un sudor real, no sabríamos si el individuo está huyendo o sufre un ataque de pánico. Habría que indagar para saber si el peligro era real o imaginado —virtual—.

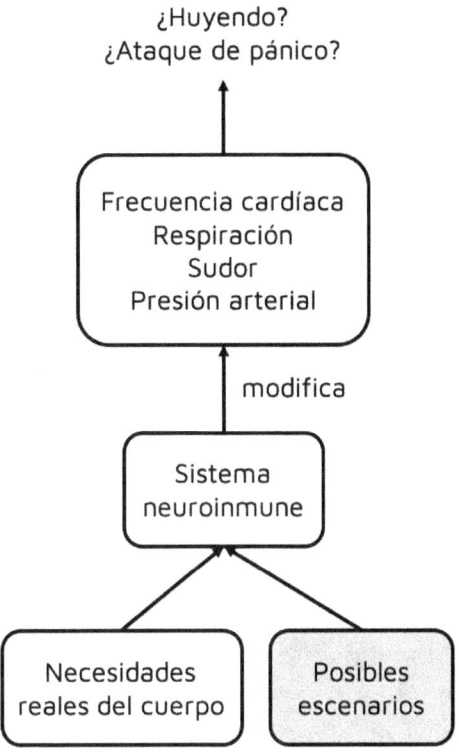

Ilustración 6. Por el registro de la frecuencia cardíaca y respiratoria o la constatación de un sudor real, no sabríamos si el individuo está huyendo o sufre un ataque de pánico.

Si abriéramos la cabeza real en el curso de una crisis de migraña y analizásemos minuciosamente sus componentes, no encontraríamos ninguna alteración. La cabeza real sería normal, pero, dado que el paciente relata sus síntomas —dolor, náuseas, intolerancia sensorial—, habría un serio problema con la virtual, la imaginada. Los síntomas no surgen de la nada.

Cuerpo real (+ -) imaginado = síntomas

Lo mismo sucedería con la columna lumbar real: encontraríamos los mismos cambios —artrosis, protrusiones discales— en pacientes con y sin dolor. Lo que les distinguiría sería el cuerpo virtual, imaginado. Viendo las imágenes, el profesional no podría saber quién siente dolor y quién no. Tendría que preguntarlo.

> Los hallazgos «degenerativos» de la columna vertebral están presentes en una elevada proporción en individuos asintomáticos y aumentan con la edad. Muchos de estos hallazgos forman parte de cambios normales para la edad y no se asocian a dolor. Por lo tanto, deben ser interpretados en el contexto de los síntomas [8].

Por desgracia, utilizamos palabras que confunden. Los cambios «degenerativos», como la artrosis, son cambios adaptativos y no tienen nada que ver con los síntomas. Hay muchos estudios como el anterior que lo avalan. En la metáfora de la película, la policía detiene a un inocente —el personaje «artrosis»—. Es el falso culpable de que le duela.

Lamentablemente, muchos profesionales dan por sentado que los cambios radiológicos descritos como artrosis justifican y explican el dolor. Las articulaciones rozan, las protrusiones comprimen nervios, el movimiento hace que todo ello duela. Suena muy convincente, sobre todo si mostramos un informe de radiología, a veces subrayado, en el que se especifican una serie de términos inquietantes que parecen ser responsables del dolor y la limitación funcional.

—No me extraña que le duela. Tiene usted una artrosis tremenda.

O peor aún, el profesional se extraña de que jamás haya sentido dolor.

—Tendría que dolerle.

Es probable que el tiempo le dé la razón, y ya tendremos la profecía autocumplida.

Cuando me enseñaban los resultados del Scanner o la resonancia de la columna lumbar, con los consabidos textos subrayados proponía al paciente un cambio:

—Si pudiera le cambiaría su columna por la mía, la real, pero no la virtual, imaginada.

Ya desde las primeras décadas de la vida van apareciendo esos cambios adaptativos (no degenerativos, insisto). Con cada década aumenta la proporción de la población que los presenta. En la década de los 70 ya era raro que alguien se librara de ellos. Sin embargo, tal como he indicado antes, no existe correlación entre dolor y cambios en imagen, es decir, entre dolor y artrosis.

Tenemos derecho a no sentir dolor, a pesar de las imágenes. El profesional debe respetarlo.

Las pruebas de imagen, la artrosis, no nos dicen si el individuo siente dolor. Hay que preguntarle. El sudor no informa de la temperatura externa, ni certifica que haya un esfuerzo físico previo.

—Estoy sudando.

—No hace calor. No has hecho ejercicio. No tienes fiebre, luego es un «sudor psicológico».

Es un comentario absurdo. El sudor es sudor. Aceptando la realidad de la sudoración, hay que descartar que exista una causa real, física, que lo justifique —la temperatura ambiente o interna—. Si no existe esa causa, hay que indagar en el ámbito de lo virtual, las predicciones y decisiones del organismo, la gestión del sistema termorregulador.

Si el individuo decide sudar, tendría que aumentar la temperatura interna con el ejercicio, exponerse al calor externo o a un escenario social que le provoca sudor. Si, en un momento cualquiera, quisiera yo sentir dolor en una zona del cuerpo, tendría que aplicar un estímulo —energía mecánica o térmica— potencialmente nocivo: darme un cabezazo contra la pared, tirarme de los pelos, agarrar una cazuela muy caliente…

Los actores consiguen llorar induciéndose una situación emocional ficticia, una escena imaginada, virtual, pero las lágrimas son reales.

En cualquier caso, insisto, aun a riesgo de ser pesado: los síntomas no son imaginarios. Son absolutamente reales, pero proceden, en muchos casos, de la cabeza, oído y columna virtual, imaginadas. En la conciencia son iguales, tanto si hay una enfermedad o lesión como si no la hay. El sonido de la alarma es el mismo tanto si han entrado a robar —robo real— como si es una falsa alarma —robo virtual—. Nadie, en su sano juicio, provoca el sirenazo voluntariamente, entrando en su casa sin desactivar el sistema.

—Tenía miedo a que hubieran robado y he actuado **como si** yo fuera un ladrón. No he desactivado la alarma, por si acaso... Todas las precauciones son pocas...

Absurdo, claro.

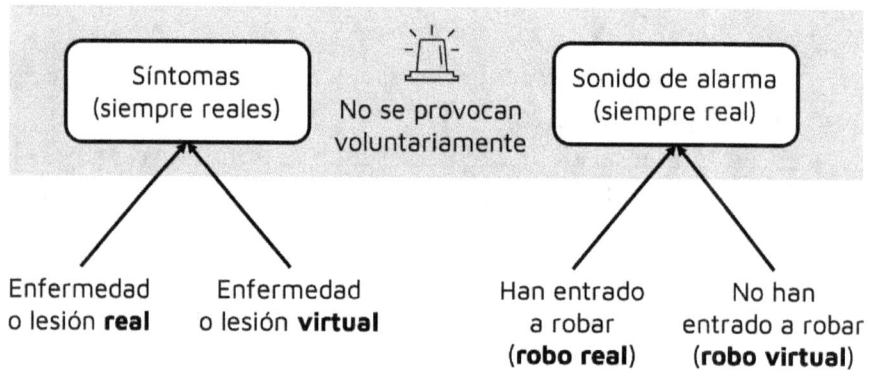

Ilustración 7. Los síntomas siempre son reales. Las enfermedades pueden ser reales o virtuales.

Todos son síntomas reales, pero no siempre existe enfermedad real. La ausencia de síntomas también es real, pero no siempre está uno sano.

—He estado en el reconocimiento médico. Me han diagnosticado un cáncer. Por lo visto, el encontrarme bien era «psicológico».

Usted mismo.

Materia, energía, espacio-tiempo e ¿inf _ _ _ _ _ ión? Sí. Once letras. Empieza por «inf» y acaba en «ión».

Las células saben extraer ese componente de la realidad. Las piedras, no.

10 Virtual no es igual a «psicológico»

No debe entenderse con ello que la enfermedad virtual es «psicológica», en el sentido que habitualmente asignamos a este término, sino que **el organismo** está actuando desde la hipótesis de la enfermedad potencial, aun cuando no exista.

Hay una explicación lógica que ya le he comentado para esta situación: **el organismo es un sistema predictivo**. Trata de anticiparse a los hechos. Actúa sobre la base de hipótesis que no siempre se confirman.

> El proceso predictivo representa uno de los principios fundamentales de la computación neuronal y los errores de predicción pueden ser cruciales a la hora de conducir los procesos neuronales de la cognición y la conducta [9].

Hay una amenaza de bomba. Alguien ha detectado la presencia de una bolsa de deportes sospechosa. La policía despliega sus efectivos. Finalmente, se concluye que la amenaza era falsa. La bolsa no contenía ningún explosivo.

Desde la perspectiva de la seguridad, la decisión era razonable: actuar ante una amenaza virtual, posible, aunque ello perturbe la vida del barrio. El despliegue policial es real, la bolsa es real, pero la amenaza era virtual —una vez comprobado que la bolsa no contenía explosivo—.

El paciente se siente enfermo, tanto si se trata de una enfermedad real como si es virtual. Paradójicamente, puede sentirse mucho más enfermo e incapacitado cuando no se objetiva enfermedad. La realidad impone sus límites, su medida concreta en tiempo y espacio. Es **co-medida**. La imaginación, en cambio, no tiene límites definidos y puede generar universos virtuales mucho más penosos e invalidantes, **des-medidos.**

Los estornudos de una reacción alérgica, por ejemplo, son más frecuentes e intensos que los de un catarro nasal. El polen no es un peligro real, en sí mismo. Los virus, sí. La alergia no la genera el polen —un agente biológico inofensivo—, sino cómo es catalogado por el subsistema inmune. La bolsa de deportes no genera, por sí misma, el despliegue policial. Es la posibilidad de que la bolsa virtual pueda contener un explosivo.

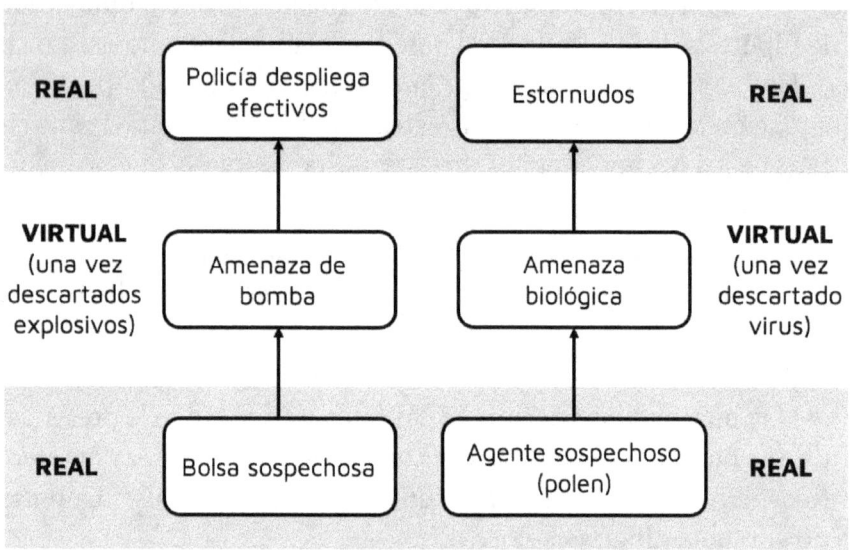

Ilustración 8. Metáfora de una amenaza de bomba y el despliegue policial.

Para cerrar el debate estéril sobre el concepto de enfermedad y para zanjar la cuestión, consideraré que los ciudadanos que dicen sentirse enfermos lo están, a efectos prácticos. Sus síntomas les atormentan e incapacitan y eso es lo que importa, pero es fundamental saber si estamos ante una enfermedad real o virtual. Las dos son importantes. Las reales pueden matar. Las virtuales pueden mortificar e invalidar de por vida —si no se hace nada por evitarlo—.

Si alguien dice que padece mucho dolor, cansancio, mareo u otro síntoma penoso e invalidante, está enfermo. Su organismo le obliga a actuar como si hubiera una enfermedad. No es su responsabilidad averiguar el origen y solución del problema. Eso es competencia del profesional y no incompetencia o malicia del paciente, el primer interesado en librarse de los síntomas y sentirse sano.

El cuerpo real se investiga con una cuidadosa historia clínica y una buena exploración, complementadas con pruebas de análisis o de imagen. Una vez descartada la enfermedad real, hay que ocuparse de la virtual. Para ello, debemos hacer una cuidadosa historia de la construcción de ese cuerpo imaginado. No es algo que hace el individuo de forma consciente, interesadamente. Lo hace su organismo, sin pedir opinión al individuo. Los chequeos analizan el cuerpo real, no el virtual.

11 No se conforme con las etiquetas diagnósticas

Muchas veces el profesional aclara el origen de los síntomas dándoles un nombre, una etiqueta, aunque luego reconozca que el origen de los síntomas es misterioso y que no puede hacer nada para eliminarlos.

Migraña, fibromialgia, dolor crónico, cefalea tensional, síndrome de fatiga crónica, sensibilidad química múltiple, colon irritable, artrosis, contractura, sobrecarga, distensión, depresión, sensibilización central, mareo inespecífico, síndrome de piernas inquietas, migraña vestibular, síndrome PPPD... y otras muchas más, pueden ser enfermedades ficticias, imaginadas, pero que proyectan en la conciencia los síntomas-emoticonos mortificadores e invalidantes. El profesional buscará una y otra vez esa posible enfermedad, sin dar con ella, pero pondrá una etiqueta al drama del paciente.

Las etiquetas crean la falsa impresión de que, por fin, se ha dado con la clave del proceso y permitirán eliminar o, al menos, suavizar el sufrimiento. Muchas veces, el paciente está etiquetado con varias a la vez: *migraña, fibromialgia, dolor musculoesquelético, síndrome de piernas inquietas, depresión, ansiedad, mareo inespecífico, colon irritable...* y puede pensar que padece muchas enfermedades distintas, sin que ninguna de ellas resulte explicable en términos celulares para el profesional.

—Me han diagnosticado seis enfermedades, todas misteriosas y sin solución.

Hay una explicación más sencilla para esta dramática situación: las etiquetas son distintas, pero son la expresión de un mismo problema biológico. No tiene seis problemas, tiene uno.

—Tengo alergia al polen, a los ácaros, a varios medicamentos.

No son enfermedades distintas, sino la consecuencia de un subsistema inmune que comete el mismo error con distintas moléculas. Es un mismo proceso: la *alergia,* una chapuza del sistema inmune. Las etiquetas son artilugios que organizamos los profesionales para entendernos. Olvídese de las etiquetas e intente aproximarse a la biología, a los procesos celulares, a la red celular neuroinmune.

—Hemos abierto su cabeza para ver el origen de su mareo y hemos dado con la respuesta: tiene usted un PPPD, un *Persistent Postural Perceptual Disorder.*

—¿Y eso qué es?

—Un mareo postural perceptivo persistente (MPPP).

—¡Ah!

En el libro englobaré a todos los pacientes con síntomas, pero sin enfermedad real explicada, con o sin etiqueta diagnóstica, en el apartado de los «**Síntomas sin explicación médica**», el capítulo más vergonzante de la medicina. Una situación real, en absoluto ficticia.

> Los síntomas sin explicación médica corresponden a dolencias corporales persistentes para las que un examen adecuado —incluida la investigación— no revela una patología estructural suficientemente explicativa u otra patología específica (...) Se ha estimado que representan hasta el 45% de todas las consultas de medicina general. Un estudio basado en la atención secundaria indicó que alrededor del 50% de los pacientes no tenían un diagnóstico claro a los 3 meses [10].

—Me han mirado. Me han hecho de todo y no me encuentran nada. Las pastillas ya no me hacen efecto. He probado las terapias alternativas. Más de lo mismo. Nadie me da una explicación ni una solución. Dicen que pueden ser nervios. Solamente sé que me siento fatal. Ya no sé a qué o a quién recurrir. No entiendo nada. Me siento abandonada.

Una situación muy común.

No se conforme con la etiqueta, el estigma:

—¡Por fin! Al cabo de los años me han encontrado lo que tengo: *fibromialgia*. Es una enfermedad misteriosa e irreversible, pero al menos sé lo que tengo y podrán ayudarme. No es «psicológico». Por culpa de la incompetencia de los profesionales, he perdido un tiempo precioso.

Tiene usted toda la razón. No es psicológico, pero en ausencia de una enfermedad real, hay que trabajar la enfermedad virtual, imaginada, y no conformarse con la etiqueta.

12 Marcadores biológicos

El cuerpo virtual puede generar, **innecesariamente**, estados de alerta-protección expresados en la conciencia como síntomas (falso positivo-falsa alarma). En ese caso, los profesionales no encontrarán pruebas de enfermedad real y puede que recurran a la etiqueta diagnóstica (*migraña, fibromialgia, artrosis…*) o atribuyan todo a factores «psicoemocionales». No obstante, si se investiga más a fondo con pruebas analíticas, biopsias o imagen avanzadas —no siempre utilizadas en la práctica clínica—, se demostrará que el organismo de los pacientes con «síntomas sin explicación médica» muestra datos objetivos que lo distinguen de los organismos sanos y sin síntomas.

Son los «marcadores biológicos»: testifican que ese organismo se encuentra en un estado biológico, digamos, inadecuado, que explica la mortificación e invalidez sin necesidad ni beneficio [11].

Estos datos no deben ser interpretados como evidencia de enfermedad real, sino de un estado de organismo que actúa **como si** hubiera una enfermedad, aunque no la haya. Son marcadores biológicos del estado de alerta-protección. Un sistema de alarma que ha saltado sin que haya sucedido nada amenazante —falsa alarma— también tendrá «marcadores electrónicos» que explican por qué ha saltado la falsa alarma. No son marcadores de robo —enfermedad—.

Esta revisión [12] describe exhaustivamente todos los marcadores biológicos que acompañan a la migraña, «un trastorno del procesamiento sensorial». Al leerlos, se refuerza la convicción de que la tesis-dogma de los autores es correcta, apoyada por la evidencia científica. El cerebro trabaja de un modo «trastornado», es genéticamente hiperexcitable y arma «tormentas neuronales» por su condición innata. No se contempla, por ejemplo, la posibilidad de que el cerebro sea normal y que actúe así porque ha validado y aplica una determinada **información**, la que facilitan los expertos. Es una hipótesis por verificar.

Materia, energía, espacio-tiempo e **INFORMACIÓN**.

Bueno, Stuart Kauffman considera que, además, la vida incluye otra propiedad: **el egoísmo** [13].

Quizás conozca el libro de Richard Dawkins: *El gen egoísta*. Un cuerpo es algo que construyen los genes (egoístas) para reproducirse. Una gallina es una fábrica de huevos. En ese libro, Dawkins presenta su neologismo del *mem* —meme, en inglés—, una unidad de transmisión cultural equivalente al *gen* —gene, en inglés-.

Un ordenador es altruista. Está diseñado para satisfacer al usuario. El sistema neuroinmune no está al servicio del usuario, el individuo consciente, sino del organismo o de la sociedad en la que el individuo está inserto. Es egoísta.

Hablaremos de todo ello. La información y el egoísmo —del organismo— son los constituyentes fundamentales de la vida. Son los que pueden inducir ficciones, organismos virtuales, etiquetas, el mundo del **como si**...

La información que opera en el sistema «organismo» no es detectable en imágenes ni análisis, pero podemos acercarnos a ella a través de preguntas del tipo ¿qué piensa usted? O, mejor: ¿qué le han enseñado a pensar? ¿Quién alimenta la imaginación sobre estados de organismo? ¿Por qué actúa así?

La última definición de la IASP (International Association for the Study of Pain) recoge esta cuestión del **como si**, aplicable al síntoma dolor:

> «El dolor es una experiencia sensorial y emocional desagradable, asociada, **o similar a la asociada** con daño real o potencial de los tejidos»

Los marcadores biológicos no confirman la enfermedad, el daño real o potencial de los tejidos, sino el estado real de alerta-protección del organismo, **como si** hubiera esa enfermedad, aun cuando no la hay. Ese estado de alerta se basa en la información que fluye y opera en la red de neuronas.

Si hay un despliegue policial y no se encuentra el explosivo, podemos concluir que existe una información responsable y que puede ser falsa. Es una hipótesis plausible.

Una ciudad es distinta cuando opera en estado de alarma por una amenaza imaginada a cuando recupera el estado normal. La evidencia del despliegue —«marcadores biológicos»—, con todos los inconvenientes creados a los ciudadanos, no debe confundirse con la evidencia de la amenaza.

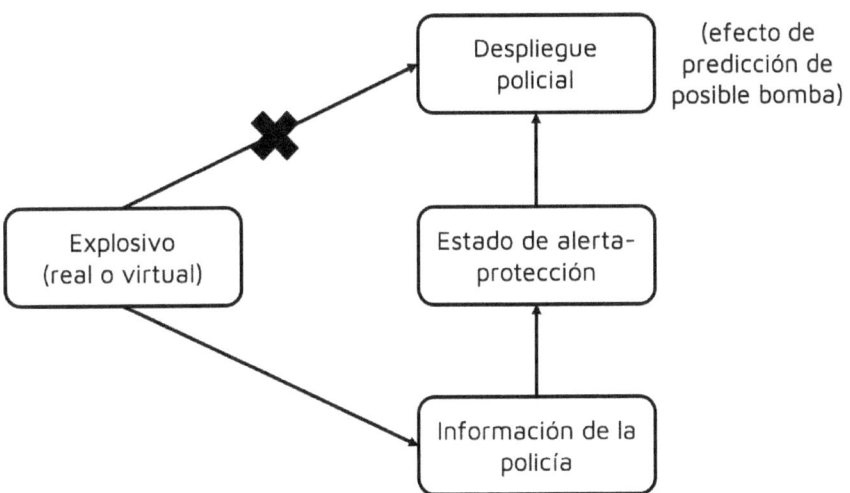

Ilustración 9. La evidencia del despliegue policial no debe confundirse con la evidencia de amenaza.

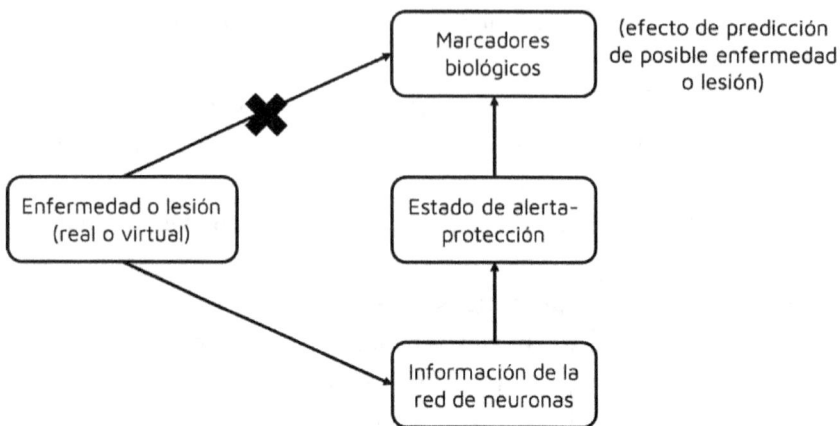

Ilustración 10. La evidencia de los marcadores biológicos no debe confundirse con la evidencia de amenaza.

En la migraña hay aumento en el líquido cefalorraquídeo del CGRP, un mensajero que activa la respuesta inflamatoria cuando se produce una lesión. Ello no quiere decir que la presencia del mensajero certifique la existencia de enfermedad real. Ni siquiera de inflamación. Simplemente, es un efecto de la predicción de posible lesión. Es una respuesta anticipada. Lo mismo podríamos decir del resto de etiquetas. En una meningitis bacteriana, en el líquido cefalorraquídeo, además del aumento de CGRP, hay células, aumento de proteínas y disminución de glucosa y, por supuesto, un germen. Es decir, marcadores biológicos de enfermedad e inflamación reales.

13 Terapias sintomáticas

Los pacientes sin explicación médica, con o sin etiqueta diagnóstica, se sienten frustrados por residir en un organismo que alberga una condición misteriosa que los profesionales no aciertan a desvelar y esperan que, al menos, ese profesional haga algo para eliminar los síntomas: algo para el dolor, la tos, el cansancio, el insomnio, la falta de concentración, el desánimo, la angustia, el mareo, el vértigo, el hormigueo…

—Tome una cada ocho horas.

Si el tratamiento elimina los síntomas, el paciente acepta más o menos la situación y piensa que está controlada con la etiqueta y los calmantes (*ilusión de control*).

No pain, no pain. Sin dolor, no hay dolor.

El sistema neuroinmune está abierto al pensamiento mágico, los superpoderes. Ni siquiera el premio Nobel, el físico Niels Bohr, podía sustraerse a su encanto. Trabajaba en su despacho con una herradura de la buena suerte. Un visitante se sorprendió al ver el amuleto ejerciendo su magia nada menos que sobre un estudioso del átomo.

> No creo en eso, mi buen amigo. Para nada. No habría apenas posibilidad de que yo creyera en esa tontería. Sin embargo, me dicen que una herradura le traerá a uno buena suerte, crea o no crea uno en ella. ¿Cómo discutir con una lógica así? [14]

Nos rodeamos de más amuletos y hacemos más rituales absurdos de lo que pensamos. No sólo Rafa Nadal.

El problema sigue vivo y se agrava cuando las terapias contra el síntoma no aportan nada, salvo efectos secundarios. Necesitamos nuevos rituales y amuletos.

—Los medicamentos me hacen algo al principio, pero luego el cuerpo se hace y los tienen que ir cambiando.

La pérdida del efecto calmante de las terapias refuerza la convicción de que esa enfermedad misteriosa progresa y supera la capacidad de los calmantes de aliviar los síntomas. Es una conclusión intuitivamente válida, pero biológicamente incorrecta.

En ese caso, los pacientes afectados por los síntomas sin explicación ni solución médica se encuentran en una situación insufrible, embrollada, incomprensible, descorazonadora, tremenda.

—Soy una persona normal. Me encanta vivir. Disfruto con mi trabajo. Me llevo bien con mi pareja. Tengo dos hijos maravillosos. Me encontraba perfectamente hasta que empezaron los síntomas. Desde entonces, todo se ha ido enredando y cada vez me siento peor. No entiendo por qué no me dan algo para evitar el dolor o, al menos, calmarlo.

Dicen que los médicos a veces curan, a menudo alivian y siempre consuelan. Es lógico que, si los profesionales no se lo explican ni le ofrecen el alivio ni el consuelo, usted tampoco se lo explique. Está metida en un embrollo.

En el caso contrario del paciente con una enfermedad real como el cáncer, pero sin síntomas, el paciente podría solicitar un tratamiento, al menos, para tenerlos…

—¿No me puede dar algo para tener síntomas?

Supongo que le suena el término «kafkiano».

14 Franz Kafka

El padecimiento continuado, sin explicación y sin visos de solución, corresponde a un proceso kafkiano.

> Alguien debió de haber calumniado a Josef K., porque sin haber hecho nada malo, una mañana fue detenido (*El proceso*, Franz Kafka).

Josef K representa a la perfección la situación del paciente *mortificado e incapacitado por los síntomas* sin justificación, del preso sin explicación judicial, sin pruebas y sin sentencia, pudriéndose en la cárcel. El delito ficticio. La (des)información que opera en el proceso.

> Sin existir una enfermedad real, una mañana empezó a encontrarse mal…

¿Quién es el que ha calumniado y sigue calumniando a Joseph K?

¿Qué hace que el paciente esté privado de libertad —salud— sin justificación? Uno no está en la cárcel o va al médico porque quiere, ni se inculpa de un delito o enfermedad que desconoce.

¿Dónde y en base a qué se decide la condición de libre o preso?

¿Cómo se puede cuestionar la realidad del tormento de quien lleva detenido —de baja— años sin una resolución judicial y sin pruebas, sin «causas conocidas»?

¿Es el individuo un raro, un kafkiano, que disfruta y se beneficia del proceso?

¿No hay modo de demostrar la inocencia de Joseph K?

Los jueces podrían afirmar que se trata de «reclusos sin explicación judicial». Padecerían un «Trastorno del procesamiento judicial» (TPJ).

En urgencias, atendíamos a veces a pacientes desesperados por los síntomas que suplicaban el ingreso para ser estudiados a fondo.

—Bueno. Le ingreso «para estudio».

En muchos casos los estudios eran normales, por fortuna.

El informe de normalidad a veces generaba frustración. El paciente exigía padecer alguna enfermedad para poder calmar la angustia de la certeza de los síntomas. Algo muy kafkiano.

La metáfora del proceso kafkiano puede resultarle demasiado extraña y absurda. Lo es, pero el proceso que da lugar a los síntomas sin una causa biológica que los justifique se corresponde fielmente con la trama del proceso de la novela de Kafka.

Puede que esperara del libro otro enfoque, algo más práctico. Le aseguro que ese es el objetivo: ayudarle a salir de esa situación kafkiana. No se desanime. Entre en la metáfora. Compréndala. Extraiga de ella la información que contiene. A lo largo de la vida, todos hemos padecido situaciones kafkianas. Ignorarlo no le ayuda.

Puede que sea la primera vez que lee algo así. Rechazamos a veces explicaciones novedosas, simplemente porque lo son. Preferimos lo malo conocido que lo bueno por conocer. Pedimos, a veces, explicaciones simples y manejables ante situaciones complejas. Reclamamos y nos ofrecen etiquetas y terapias, a poder ser, conocidas, pero no **información** sobre los complejos procesos biológicos, celulares.

La referencia al subsistema inmune, a la alergia y las enfermedades autoinmunes le parece convincente porque ha oído hablar de ella. Comprende y acepta que, en la alergia al polen, su sistema inmune actúa de modo absurdo: cataloga el polen —un agente inofensivo, inocente— como un peligro y nos defiende de él. Se equivoca, pero no reconoce ni corrige el error. Kafkiano.

Cuando incluimos a las neuronas y hablamos del sistema neuroinmune, nos parece que estamos ante algo más filosófico, improductivo, pero se trata de lo mismo. No hay por qué pensar en las neuronas como algo inmaterial. Son células, pero generan productos psicológicos como la memoria, la predicción, el aprendizaje, la imaginación. Sin ellos no podría sobrevivir, como tampoco podría hacerlo sin la respiración, los alimentos, el agua...

El sistema neuroinmune construye una teoría de la realidad interna y externa y, **en base a la información disponible** en sus archivos y los datos que aportan continuamente los sensores neuronales, genera estados de alerta-protección que no siempre están justificados.

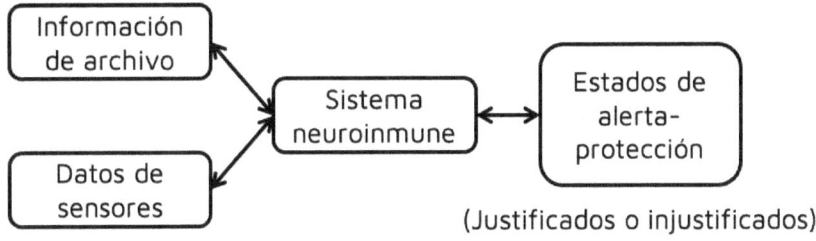

Ilustración 11. El sistema neuroinmune genera estados de alerta-protección (no siempre justificados) en base a la información disponible en sus archivos y los datos de los sensores neuronales.

No tema a la metáfora kafkiana. Aprenda a detectarla. Acepte la posibilidad de que su organismo pueda estar padeciendo un proceso similar. Cuando vea esa estructura kafkiana, se producirá el efecto ¡Ajá! Verá la sencillez de lo que de entrada le parecía complicado [15].

La deriva kafkiana es exclusiva y muy común en el sistema neuroinmune. Cuando el aparato digestivo, el circulatorio, el hígado o los riñones no funcionan adecuadamente, el médico encuentra datos que certifican la enfermedad. No aparece el proceso kafkiano, a no ser que el riñón o cualquier otro tejido sea víctima de su propio sistema neuroinmune, que está eliminando, al modo kafkiano, células sanas y competentes **como si** fueran una amenaza para el organismo, tal como sucede en las enfermedades autoinmunes o en el rechazo de un riñón trasplantado que iba a salvar su vida.

Hay otra peculiaridad fundamental en el sistema neuroinmune: el subsistema neuronal recibe y aplica la **información** que recibe de los expertos. El resto de los sistemas y aparatos es impermeable a la información recibida en los medios y en la consulta. Hacen su trabajo obedeciendo a órdenes transmitidas por los mensajeros —hormonas, citoquinas y neurotransmisores— que el sistema neuroinmune libera en la red neuronal y la sangre. Esos mensajes no surgen de la nada, sino de las evaluaciones que el sistema hace continuamente, influidas no sólo por lo que sucede realmente en el organismo, sino también por la información recibida de los expertos.

En el caso que nos ocupa, los síntomas sin explicación médica, los expertos no ayudan. No se lo explican. Puede que le hayan puesto una etiqueta a su situación. Si usted les aprieta con más preguntas, acabarán reconociendo que no se sabe. En la película que usted ve en la pantalla puede que sean los expertos los que escriben el guion.

El sistema neuroinmune no es infalible. Ya lo sabe. Puede cometer los dos tipos de error y crear la situación kafkiana correspondiente: culpar, enjuiciar y condenar a inocentes o proteger y conceder un trato de favor a delincuentes. Desde su visión egoísta, puede atormentar al individuo de modo extremo.

No hay un «trastorno del procesamiento sensorial», sino una información —que debe revisarse— que guía ese procesamiento.

15 Cronificación e irreversibilidad

Los síntomas sin explicación médica pueden desvanecerse con o sin etiqueta, con o sin terapias, sin saber bien por qué. Tan inexplicable puede ser su aparición como su desaparición. Recurriendo otra vez a la metáfora kafkiana y modificando el texto, podríamos sugerir que:

> Alguien ha debido retirar las calumnias, porque sin poder entenderlo, Joseph K fue liberado.

El proceso que ocasiona los síntomas y que los profesionales no acaban de desvelar parece haberse archivado, puede que para siempre, o que se reinicie cuando menos se espera.

> Alguien ha debido volver a calumniar a Joseph K, porque siguiendo sin poder entenderlo, le han vuelto a detener…

Se ha reabierto el proceso.

En muchos casos, no hay remisiones. Los síntomas persisten y progresan sin que, a pesar de los años, los médicos sigan sin explicárselo. El proceso que los genera sigue abierto, a pesar de las etiquetas y las terapias. Los expertos, en este caso, sostienen que se han hecho crónicos, dando a entender que van a quedarse para siempre. Se han vuelto irreversibles, por puro efecto del paso del tiempo.

En condiciones como la fibromialgia o el dolor lumbar crónico inespecífico, el dolor crónico puede ser concebido como **una enfermedad** por propio derecho; en nuestra propuesta denominamos a este subgrupo: «dolor crónico primario» [16]

No se conforme con la etiqueta de «primario». Indica que aparece sin una causa conocida. La enfermedad virtual se ha vuelto real por el efecto mágico del paso del tiempo —tres meses—, se ha transformado en algo «primario».

Si Joseph K lleva más de tres meses encarcelado por culpa del proceso, seguirá irremisiblemente allí el resto de su vida. Se ha ganado ese derecho. El delito virtual inexistente es ya real. Si uno no sale de la cárcel en tres meses, se pudrirá allí para siempre, aunque siga sin saberse qué delito cometió. El estar en la cárcel es ya en sí un delito, a partir de los tres meses. Pues eso, todo muy kafkiano.

La irreversibilidad debería depender en exclusiva de la causa. Si la enfermedad que los genera —con o sin terapias— es reversible, los síntomas deberían desaparecer con la curación.

Los síntomas por enfermedad virtual, en ausencia de enfermedad real, pueden haberse cronificado, pero son siempre potencialmente reversibles. Basta con que el sistema neuroinmune modifique su estado evaluativo erróneo. Basta con que se reconozca la inocencia de Joseph K.

—El dolor se ha vuelto crónico. Ya no podemos hacer nada.
Falso.

Los síntomas sin explicación médica —sin enfermedad real— son potencialmente reversibles. La clave reside en conseguir que el organismo actúe desde la base de lo que realmente está sucediendo —nada patológico que justifique y explique la situación— y no respecto a lo que imagina —una enfermedad potencial que los médicos sentencian como misteriosa e irreversible—.

Si el organismo está sano, el sistema neuroinmune no debe actuar **como si** estuviera amenazado y, menos aún, **como si** estuviera afectado por una enfermedad enigmática e irreversible, «primaria». Los errores pueden cronificarse, pero son siempre potencialmente reversibles. Nos cuesta a veces reconocer que estamos equivocados. Esa misma dificultad se da en el sistema neuroinmune. Ya sabe: reconocer el error es de sabios.

No se asuste con la estructura kafkiana. El miedo se combate con el conocimiento. Un problema kafkiano con la burocracia se resuelve cuando tenemos la suerte de encontrarnos con una persona que nos ayuda a salir del embrollo: consigue convencernos de que no hemos cometido ningún delito y obtiene nuestra libertad.

En la metáfora de la película, las escenas de dolor se han vuelto crónicas. Esas escenas llevan así más de tres meses y ya no se pueden alterar… No es cierto. Usted, desde el conocimiento, puede y debe modificar la escena. Es el personaje que le ayudará a librarse del proceso kafkiano.

16 Un colectivo desatendido

He buscado en Internet si existe alguna asociación de pacientes afectados por los «síntomas sin explicación médica», pero, curiosamente, no he encontrado ninguna referencia. Los *pacientes inexplicados* no tienen visibilidad, presencia mediática ni gozan de empatía social. Por ello, se acogen a la esperanza de la etiqueta. Les permite asociarse, defenderse, reclamar la comprensión y atención negadas. Con la etiqueta acceden al certificado de enfermedad y pueden solicitar, con toda la razón del mundo, las reclamaciones pertinentes.

Tampoco está claro qué especialista dedica o debería dedicar su atención a este colectivo. A veces, da la impresión de que los profesionales no quieren saber nada de la cuestión y se pasan la patata caliente unos a otros. Esa es, al menos, la percepción de muchos pacientes.

Desde luego, en la facultad de medicina y en los años de residente en neurología nadie me habló de ello. Tampoco fui consciente de la realidad dramática del colectivo de pacientes inexplicados en los primeros años de neurólogo, ya titulado. Todos los días atendía a pacientes con síntomas para los que yo, como los colegas que me precedían, no disponía de explicaciones convincentes ni remedios. Los más comunes eran dolores crónicos o recurrentes en diversas zonas del cuerpo, sobre todo en la cabeza y columna, mareo, síncopes, hormigueos, cansancio, percepción de pérdida cognitiva, ruidos en la cabeza, vértigo…

—Es todo normal. Está usted sano.

Parecía una buena noticia, pero para muchos no lo era. Tampoco era cierto que estuvieran sanos, pues no se sentían como tales, pero les faltaba el certificado de enfermedad, la etiqueta.

—¡Pues vaya! Hubiera preferido que me encontraran algo, incluso cáncer, fíjese bien lo que le digo.

—Lo siento.

Nadie nos explicó en la facultad, ni en los años de residente, que tendríamos que atender a este colectivo numeroso de pacientes, atormentados e invalidados por síntomas sin explicación ni justificación médicas. Tardé unos años, pero pude, al menos, ser consciente del problema y no dejé ni he dejado de hacerme preguntas en busca de respuestas. Lamentablemente, algunos pacientes discrepan:

—No me convence. Tiene que haber una enfermedad, un tratamiento. No me imagino los síntomas. Me gustaría que usted se sintiera como yo me siento, para ver si sigue diciendo lo que me dice…

No se ha dicho que los síntomas sean imaginarios, sino todo lo contrario. Surge el malentendido. No resulta fácil para el profesional explicar el proceso kafkiano del sistema neuroinmune, ni para el paciente el aceptarlo.

17 «Cuenta tu experiencia»

Conté con una ayuda inestimable en el estudio del proceso kafkiano: mi propia historia. Lo confieso: también he sido, durante muchos años, un paciente con síntomas sin enfermedad y, por supuesto, también he padecido estando enfermo. Y he estado enfermo sintiéndome engañosamente sano, asintomático. La enfermedad real y la virtual me han mortificado y la salud virtual me ha permitido disfrutar, aun cuando la enfermedad real hacía su trabajo a espaldas de mi conciencia.

En este momento, creo que tengo algo que contar: el conocimiento adquirido sobre la cuestión a lo largo de muchos años de aprendizaje, como paciente acosado por muchos de esos síntomas y como neurólogo que debía atender a quienes los padecían y los relataban en la consulta.

Estudiaba su cuerpo real y no encontraba ninguna enfermedad o lesión que explicara y justificara el padecimiento. Sucumbí, al principio, a la tentación de etiquetar su problema como «psicológico», «funcional», «esencial», «idiopático», «primario», «inespecífico», «idiosincrásico», «histérico», «rentista», «demandante», pero, poco a poco, vi una posible explicación biológica a los síntomas sin explicación médica y me esforcé en conseguir la libertad para el recluso encarcelado «sin explicación judicial». Y lo más importante: compartir la explicación con los pacientes abría un camino a la solución, a la recuperación de la salud, el *completo estado de bienestar físico, psicológico y social* que proclama la OMS.

La liberación exige una condición: el paciente debe tener la convicción de que reside en un organismo sano.

Recuerde: que no le hayan encontrado nada es una buena noticia, no una mala.

Desde hace unos años, revoloteaba por mi cabeza la idea de escribir un libro sobre esta cuestión. El *porqué, para qué* y *para quién* de escribir el libro eran evidentes: visibilizar un problema común, penoso e invalidante; habilitar al paciente para salir del proceso y sensibilizar e implicar a los profesionales para que asuman la responsabilidad y la oportunidad de comprender y solucionar el problema.

No estamos haciendo bien los deberes y culpamos injustamente —inmoralmente, diría yo— a los pacientes de la situación, cuando somos nosotros, los profesionales, quienes la creamos, los que calumniamos y decimos cosas del organismo y del paciente que no son ciertas. Iniciamos, desarrollamos y consolidamos el proceso kafkiano. Somos nosotros los que ayudamos a construir enfermedades virtuales en organismos sanos.

Tengo además *el qué* contar: mis propuestas actuales sobre el tema, la trama compleja de la calumnia kafkiana. Me faltaba el *cómo*. Para forzarme a hacerlo, confesé a mi hija Maite, fisioterapeuta, mi intención.

—Maite, quiero escribir un libro sobre los síntomas mal explicados, pero no sé muy bien cómo hacerlo.

—Cuenta tu experiencia.

Me pareció un buen consejo. Al fin y al cabo, no hacemos otra cosa que contarnos, a nosotros mismos y a los demás. Somos una narrativa, un relato, una película. Esa narrativa es el nicho privado que habitamos. No busca la veracidad, sino la supervivencia física individual y colectiva. No la construye el individuo consciente. Es su organismo el que la teje y desteje.

Yo podía ofrecer mi narrativa como paciente y como profesional y el paciente compartiría conmigo la suya como víctima del proceso.

18 El lector

Un libro es cosa de dos: el que lo ha escrito y el que lo lee. No está completo si no da voz al lector. Es mi obligación tenerle en la mente y es justo que, en la medida que pueda representarle, bien sea paciente o profesional —o ambas cosas—, pueda decir algo: preguntar u objetar.

Así, de cuando en cuando, un lector o lectora imaginario o imaginaria interrumpirá el texto para decir lo que yo creo que puede estar pensando. El texto del lector o lectora irá en letra bastardilla. Utilizaré el género femenino o masculino aleatoriamente.

Le cedo la palabra.

—Le agradezco la oportunidad. Creo que tengo derecho a expresar mi opinión y ya necesitaba decir algo. Soy una de esas pacientes con muchos síntomas y ninguna explicación por parte de los profesionales. Ni siquiera tengo etiquetas y, en mi caso, los tratamientos no me han servido de nada.

Le confieso que, de entrada, no me ha gustado eso de la enfermedad virtual e imaginada. Yo no me imagino nada. Sé lo que padezco y me cuesta comprender y aceptar que todo es imaginación. A ver si voy captando la idea a lo largo del libro.

Vamos a ver si he entendido eso del proceso kafkiano: estoy en una cárcel, privada de libertad, sin saber por qué. Alguien —no yo— se ha inventado una historia sobre mí o sobre mi organismo —eso no me ha quedado claro todavía—. Esa historia no es cierta, pero he llegado a creerla.

Un fiscal que no da la cara se empeña en mantener la acusación, sin aportar pruebas. Usted dice que es mi sistema neuroinmune. Es la primera vez que oigo hablar de él. Ya me explicará qué es eso.

Sugiere, además, que yo quiero estar en la cárcel. O, quizás, que los profesionales piensan que es así, que me invento delitos que no he cometido, como si me gustara la condición de estar presa. No sé, para llamar la atención o porque estando en la cárcel «me gano la sopa boba, sin hacer nada».

Según usted, me paso todo el día repasando el pasado y el futuro en busca de un supuesto delito que no he cometido.

Si conociera de qué se me acusa, podría defenderme, cumplir una condena, rehabilitarme y tener esperanza... Mis abogados me dicen que han intentado, sin éxito, encontrar un delito para poder defenderme y sacarme de la cárcel. Me recomiendan aceptar mi condición de presidiaria y mantener el ánimo, ser positiva, relajarme, aprovechar el tiempo en la cárcel, hacer ejercicio, cursos online...

Como llevo ya más de tres meses encarcelada, me dicen ahora que renuncie a la idea de recuperar la libertad, que mi encarcelamiento es crónico y que eso, por sí mismo, es un delito. No sé, es todo demasiado extraño. Kafkiano, como usted sugiere.

Me temo que lo ha entendido, aunque no estoy seguro de que le convenga la metáfora. No se preocupe.

En primer lugar: no es usted, sino los profesionales que le han atendido sin entenderle, los que cuestionan el relato o sugieren que está obteniendo un beneficio de la situación. Es absurdo sugerir que una misma construye esa estructura kafkiana. Imagine un proceso burocrático que se eterniza y le impide resolver una reclamación justa. La maraña burocrática no es obra suya. Usted es una presa. La mosca está atrapada en la tela de la araña. No era su intención quedar atrapada, ni le aporta ningún beneficio esa situación. Por supuesto que las moscas no construyen la telaraña.

Y ya que ha salido la mosca, podemos referirnos otra vez a Franz Kafka y su kafkiano libro: *La metamorfosis*. En esta ocasión, es Gregorio Samsa el que asiste a una transformación o metamorfosis de su cuerpo, que le convierte en un insecto enorme —según los entomólogos, probablemente un escarabajo— y con esas pintas no puede aparecer en sociedad. Interiormente, los pacientes con síntomas sin explicación médica sufren una transformación. Imaginan un cuerpo extraño, deforme. Solamente así tienen sentido sus síntomas. Los pacientes de dolor crónico tienen una imagen distorsionada de su cuerpo [17].

> Los pacientes con dolor crónico muestran a menudo una distorsión de su imagen corporal. Varios estudios han demostrado que la mejoría en esa imagen se asocia a una mejoría del dolor.

Es decir, trabajando la imagen virtual, mejoran los síntomas.

Puede ser aún más kafkiano su proceso que el del pobre Joseph K: la justicia kafkiana ha intervenido por miedo, más o menos infundado, a que un día le dé por cometer un delito. Es como si le juzgaran por el contenido de un sueño. Ha soñado que robaba un banco. La policía del gobierno kafkiano le ha detenido. Está en espera del juicio. No hay ninguna prueba del robo, pero ahí sigue...

Su sistema neuroinmune sueña, imagina, teme que su cabeza o su columna esté amenazada y actúa desde esa perspectiva. Considera que el aire que respira contiene gérmenes, cuando lo que contiene es polen inofensivo.

Tiene que conseguir que sienten en el banquillo al sistema neuroinmune, no a usted. Olvídese de lo racional. Estamos ante una situación kafkiana. No lo olvide. Si se empeña en exigir racionalidad, justicia, no tiene nada que hacer.

—*Vale, muy bien, pero... una pregunta: ¿los procesos kafkianos se curan? ¿El libro me ayudará a conseguirlo? Todo esto... ¿funciona? Al fin y al cabo, es lo que importa.*

No tenga *ansiedad anticipatoria*. Concéntrese en entender los conceptos. Son más sencillos de lo que parece. Puede que lo que lleva leído del libro le suene como demasiado abstracto, poco útil. No se preocupe. Vaya paso a paso. En la trama del proceso kafkiano usted es la víctima. Tiene que estar convencido de que no ha hecho nada para estar en la cárcel. Sitúese en la realidad de su organismo: usted sabe que está sano porque le han hecho todo tipo de pruebas y han sido normales. Desde esa convicción, tiene que comprender el proceso que le ha llevado a la condición de padecer los síntomas. A medida que avance en esa comprensión, estará influyendo en que el proceso cambie. Tenemos que convencer a su sistema neuroinmune de que usted puede actuar libremente, sin peligro para su integridad física y social. Le tienen que devolver el carné y permitirle conducir el coche. En realidad, le han quitado los puntos por infracciones que usted no ha cometido.

La película que el organismo proyecta en la pantalla de la consciencia no está basada siempre ni sólo en hechos reales. Interactúe con el guion. Es cine interactivo. El espectador tiene voz y voto en la enfermedad virtual, pero si comparte el error de la hipótesis de organismo enfermo, estará confundiendo ficción y realidad y estará contribuyendo, sin ser consciente de ello, a la consolidación y cronificación de la trama kafkiana. Piense en esas películas en las que el protagonista es un recluso condenado a cadena perpetua, pero que, realmente, es inocente. Puede que necesite además otro abogado, alguien que crea en su inocencia y sea capaz de desmontar toda la trama judicial del proceso.

Por encima de todo, tiene que creer en su inocencia. Usted no tiene la culpa de sus síntomas, a no ser que se los haya provocado conscientemente. Nadie en su sano juicio lo hace. Nadie se pega cabezazos contra la pared para tener dolor de cabeza ni está sin beber agua varios días para sentir sed. Si la justicia no encuentra un delito, es una buena noticia. No exija ese misterioso delito para justificar el proceso —los síntomas—. Los pacientes atormentados e invalidados por la enfermedad virtual reclaman el certificado de enfermedad real para recuperar la dignidad perdida. No pueden presentarse en sociedad y hacer vida normal. Su abogado les recomienda que se declaren culpables. De ese modo, obtendrán reducciones en la pena. Tendrán acceso a tratamientos.

19 El proceso. La memoria histórica —memoria autobiográfica—

La conciencia, le recuerdo, es el espejo del organismo, la pantalla del ordenador en la metáfora informática. Cine, en la metáfora cinematográfica. No disponemos de más información sobre los complejos procesos biológicos internos que lo que allí se proyecta: los síntomas-emoticonos.

El relato neuroinmune, proyectado en la conciencia como un conjunto de síntomas, expresa una función biológica fundamental: la integración de toda la información adquirida por el sistema a lo largo de la vida en la interacción del organismo con el entorno.

Como individuos, contamos nuestra historia, nuestra biografía. El organismo también ha construido la suya y se proyecta en la pantalla consciente del individuo en el formato de los síntomas.

Cuando despertamos, es decir, cuando el organismo ha activado el modo «individuo consciente», aparece en la pantalla el relato, el yo de cada uno. Ya está construido. Decidimos los planes, la agenda, pero es el relato autobiográfico el que irá proponiendo la conducta, en este caso, con los síntomas: dolor, cansancio, abatimiento, mareo.

> Todos tenemos la sensación de que escogemos libremente nuestros movimientos y opiniones. YO decido que quiero coger esa barrita de chocolate y comerla y lo hago. Este sentido del libre albedrío es

importante para construir la sensación de agencia, de que es uno el que decide y ejecuta las acciones y el que piensa sobre las cosas. Yo muevo y pienso, luego existo como agente. A pesar de esta sensación de voluntariedad, su naturaleza es oscura y controvertida. ¿Qué significa libre albedrío? ¿Existe realmente? Si es así, ¿cuál es su fisiología? La Ciencia tiene actualmente algunas respuestas a estas cuestiones, aunque sean parciales [18].

Desde esa historia, el *sistema neuroinmune* gestionará todas y cada una de las funciones corporales, incluyendo al individuo, sus pensamientos, emociones y decisiones.

—*Perdone que le interrumpa. ¿Está sugiriendo que somos marionetas? ¿La libertad es una ficción también?*

Solamente en parte. Como usted comprenderá, es bueno que así sea. El organismo contiene innumerables mecanismos de regulación responsables de mantener las condiciones adecuadas. Son inconscientes, por supuesto. Sólo cuando el sistema neuroinmune evalúa amenaza y el contexto lo permite, aparecerá en la conciencia el síntoma. La mayoría de las acciones del organismo están automatizadas y funcionan sin necesidad de que estemos interviniendo voluntaria y conscientemente en ellas. Nuestros pulmones respiran de modo automático. No es que sean marionetas, sino que los músculos —los hilos de la marioneta— obedecen a programas automatizados. En cualquier momento, usted puede intervenir para modificar ese patrón respiratorio, dentro de ciertos límites.

A través de la conciencia, el organismo nos implica en sus decisiones. Nos gusta tener la sensación de que somos nosotros los que cuidamos el organismo, comiendo lo que decidimos comer, pensando lo que hay que pensar, haciendo lo que decidimos hacer, gestionando correctamente las emociones, etc.

Le recuerdo que ahí dentro sólo hay células. Entre ellas, una compleja red de neuronas. Miles de millones de ellas, dedicadas a memorizar todas las interacciones del interior con el exterior y organizarlas como información hecha historia, película. En realidad, usted está sometido al poder de su historia, el relato o película que integra todo lo que ha decidido y hecho a lo largo de su vida, con más o menos libertad.

Le aconsejo que piense más en esa historia que construye y actualiza constante e inconscientemente el sistema neuroinmune que, por ejemplo, en el colesterol.

Sorprende la escasa sensibilización de *Homo sapiens (ma non troppo)* hacia los peligros de la información de expertos, a pesar de toda la evidencia recogida en la historia de la medicina.

Las sociedades construyen su historia y la disfrutan y padecen. El organismo también lo hace. Especialmente si se trata del organismo humano.

La historia es para los seres humanos como el agua para los peces [19]

Hay historias más reales que otras. Hay historias construidas sobre el deseo —*cuentos de la lechera, wishful thinking*— o sobre el miedo —fobias— que tienen poco que ver con la realidad, presente o futura. Son posibilidades teóricas altamente improbables. Puede tocarme la lotería o que el ascensor se precipite por el hueco. Es posible, pero improbable.

Cada lugar anatómico —el hombro derecho, el pie izquierdo, el cuello, la cabeza, la boca, el abdomen…— ha tejido, en cada escenario, en cada escena —al hacer esto o lo otro— una historia específica, integrando muchas fuentes de información y experiencia.

El dolor es una opinión cerebral, sostiene el neurocientífico Ramachandran.

El cerebro sueña la realidad, afirma otro prestigioso neurocientífico, Rodolfo Llinás.

Lo que percibimos son alucinaciones controladas por los sentidos, nos recuerda Andy Clark, un filósofo de la ciencia interesado también en la robótica.

La vida es sueño… decía Calderón de la Barca.

No sólo el dolor, sino cualquier otro sentimiento corporal —picor, cansancio, hambre, sed— o psicológico —tristeza, desmotivación, rabia— aparece en la conciencia como resultado de una «opinión», una historia soñada en y por el sistema neuroinmune.

La memoria autobiográfica se expresa en la conciencia como un ronroneo mental continuo (*wandering mind* - mente errante) salpicado, a veces, de síntomas. No surgen de la nada, sino de la **actividad continua de la red neuroinmune soñadora** [20].

La narrativa neuroinmune aparece automáticamente en la conciencia cuando no estamos concentrados en una tarea. Repasa una y otra vez el pasado, presente y futuro, desde la óptica propia —«podría haber actuado o actuaré de otra manera»— y la ajena —«el qué hicieron y dijeron o harán y dirán respecto a esto o lo otro los demás»— para desvanecerse al solicitar el individuo consciente desviar la atención hacia alguna actividad, si el ronroneo nos permite centrarnos en ella.

—*Me han diagnosticado fibromialgia. Ahora que lo dice, no consigo centrarme en lo que hago. He perdido memoria. Me cuesta hasta seguir el hilo del libro. Ya no recuerdo nada de lo que he leído. Puede que tenga razón y los síntomas impiden centrarme en otra cosa. Estoy con una especie de niebla mental.*

Así es, la niebla mental —*fibrofog*— es uno de los síntomas clave de la etiqueta *fibromialgia*. Es cierto que tiene dificultades para concentrarse y que olvida con facilidad, pero no ha perdido nada. Su capacidad cognitiva está intacta, pero trabaja al servicio de esa historia que le ronronea continuamente, el proceso, el expediente médico, el organismo virtual, imaginado, temido, incierto, el embrollo del peregrinaje por el mercadillo de los remedios.

No se concentra en la lectura del libro porque la atención está secuestrada por el sistema neuroinmune, siempre pendiente de sus evaluaciones y propuestas conductuales, expresadas en la conciencia como síntomas. Es difícil concentrarse así en lo que uno quiere hacer, cuando el sistema no calla. No lo hace usted intencionadamente. ¡Qué más quisiera, que centrar la atención en lo que quiere! Pero la historia es intrusiva, se cuela una y otra vez con su ronroneo y, lo que es peor, con los síntomas.

No cuestione su capacidad cognitiva, su aparente falta de concentración. Hay un exceso de concentración en el proceso. No repase una y otra vez los síntomas, su significado, su relevancia. Puede que tenga la sensación de no haberse contado bien y que, por eso, los profesionales no le entendemos. Intente librarse de ese ronroneo.

No discuta internamente con lo que lee en este libro. No saque conclusiones precipitadas. Trate de captar los conceptos tal como se emiten. Evite el mal-entendido. Intente no prestar atención a esa historia kafkiana. Salga del sueño. ¡Despierte!

—*Se dice fácil: «piense que no tiene por qué sentir dolor y le dejará de doler». «Piense que está sana y se sentirá sana». ¿Eso es todo? ¡Qué más quisiera yo que fuera tan fácil! Piense que debería estar libre y saldrá de la cárcel... No sé yo...*

No estoy sugiriendo nada de eso. Se está precipitando en las conclusiones. El sistema neuroinmune también tiende a hacerlo. Hemos evolucionado con la urgencia del corto plazo y la consideración de las hipótesis más catastróficas. La supervivencia tiene estas cosas. Más vale pensar en un incendio cuando uno ve «humo» que en vapor de agua inofensivo.

> Los pacientes con dolor persistente muestran un estilo de razonamiento definido por la precipitación a sacar conclusiones frente a estímulos visuales o somatosensoriales [21].

Tenga paciencia. Vaya despacio, con calma. Concepto a concepto. Nudo a nudo.

La consulta o la lectura de este libro es un encuentro entre historias, películas: la suya y la mía. Tendemos a concluir que el otro no nos comprende. Ni yo a usted ni usted a mí. Evite ese aparente

desencuentro. Le comprendo perfectamente. Conozco su situación. La he escuchado con atención en boca de miles de pacientes.
—*Venga, vale. Le creo.*
No se centre en el relato de los titulares, en el disco rayado de los síntomas, las etiquetas, el fracaso de las terapias, su impacto emocional, el catastrofismo. Si los tratamientos son inefectivos, no es porque padece una enfermedad real misteriosa, sino porque persiste la enfermedad imaginada y los profesionales no le ayudan a desactivarla.

Tal como sucedía con la asignatura de Historia, que limitaba su contenido a nombres de reyes, santos, militares, fechas de batallas, e ignoraba la verdadera historia, la importante, la que don Miguel de Unamuno reclamaba como *intrahistoria* —la no descrita en titulares en la prensa oficial, pero que cocinaba el día a día de los ciudadanos—, su sistema neuroinmune se centra en los titulares: los síntomas, las etiquetas diagnósticas, las terapias, los fracasos, la incomprensión, el futuro incierto... Edita un periódico sensacionalista, catastrofista, ficticio, sin informar que no está basado en hechos reales, consumados, sino en temores y fobias.

Yo le contaré mi intrahistoria como paciente —real y virtual— y como profesional interesado en el organismo real y el virtual, y usted intente contarme la suya. Ya conozco sus síntomas, los dictámenes de los médicos, los tratamientos fallidos. Es decir, los titulares. Ya los ha contado. Ahora le ayudaré a reconstruir su intrahistoria. Usted no padece una situación rara, infrecuente, sino todo lo contrario. Un porcentaje sustancial de la población está enredada en el mismo embrollo.

La pregunta es simple: ¿qué piensa de su organismo? ¿Cómo lo imagina? ¿Qué metáfora utilizaría para describir su situación?

—*No es que yo piense. Me duele y ya está. ¿Me va a tumbar en el diván del psicoanálisis? Me considero una persona normal, activa, positiva.*

En absoluto. Líbrese de la palabra «psicológico». Vamos a hablar de biología, de organismo. No se preocupe: no se trata de remover los sótanos de sus emociones, poner patas arriba su vida, su pasado más o menos complicado.

Desconozco la intrahistoria de su organismo, los **porqués** y **paraqués** de su sistema neuroinmune: por qué si el polen es inofensivo actúa como si fuera un germen peligroso o por qué, si el chocolate o el viento sur no amenazan la integridad física de su cabeza, activan ese estado de alarma expresado como dolor, vómitos e intolerancia sensorial en la migraña. Sabemos, sin embargo, que el polen, el chocolate o el viento sur son inofensivos, que el estado de alerta-protección activado por el sistema neuroinmune no está justificado y que lo ideal sería modificar esa atribución de peligrosidad equivocada, fóbica, ficticia, imaginada, virtual.

—*Perdón. Ha citado usted las fobias y me ha venido a la cabeza la fobia a las arañas. ¿Sería algo así?*

Es una metáfora válida. Hay arañas venenosas y arañas inofensivas. La posibilidad teórica de que una araña doméstica europea le ataque y le inyecte un veneno —que seguramente no tiene— es altamente improbable, pero le pueden los síntomas. El organismo construye con facilidad miedos irracionales a posibles estados y actúa como si hubiera una enfermedad, aunque no la haya. No se necesita que haya arañas en la habitación. Es la posibilidad teórica. La falta de certezas potencia la fobia. La aparición de los síntomas en la conciencia realimenta el miedo fóbico. Sí, es una metáfora válida, siempre que no confunda organismo y su YO consciente. La araña teórica, virtual, ha generado inconscientemente en torno a ella una intrahistoria. Cada vez que piensa en una arañita, el organismo activa la idea «araña» construida a lo largo de los años. En la conciencia se proyecta esa idea en forma de síntomas —miedo— y usted actúa **como si hubiera una araña y fuera peligrosa, aun cuando no la haya.** Evidentemente, las fobias se pueden disolver, pero hay que trabajarlas como tales fobias, **evitando evitar** los escenarios donde se desarrolla la escena de la posible e improbable araña y trabajando esa escena buscando la tolerancia, apoyada en la racionalidad y la exposición continuada al escenario. Araña virtual sería igual a enfermedad virtual.

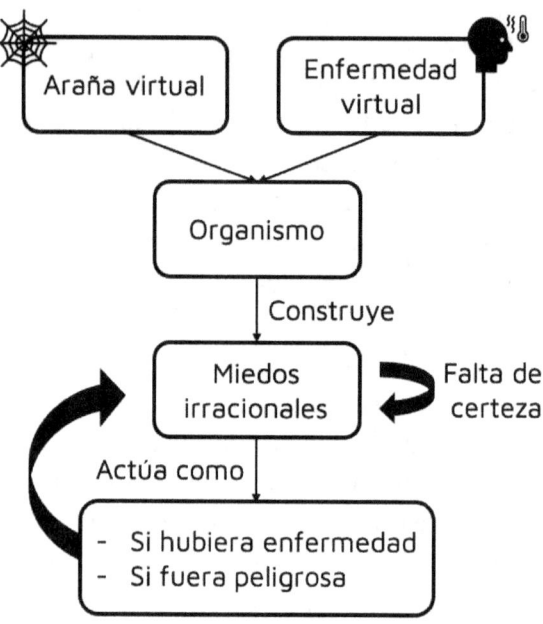

Ilustración 12. La metáfora de la araña virtual.

La medicina también tiene su intrahistoria, que explica cómo ha llegado a construir etiquetas diagnósticas, terapias, teorías sobre el organismo, apoyándose en las aportaciones de la ciencia, pero también en la esponsorización de la industria farmacéutica o en credos insostenibles. Antes de que se conociera la existencia de los gérmenes, se pensaba que la descomposición de la materia orgánica generaba «miasmas», unos supuestos e inexistentes efluvios pútridos que se difundían por el aire y producían todo tipo de enfermedades. Todavía hay profesionales que piensan que el dolor se produce donde lo sentimos. Sería también una especie de «efluvio» que libera un tejido lesionado o en problemas. Ahora sabemos que no es así.

—*Perdone, doctor. Soy médico. Lo confieso. Pensaba también hasta hace poco que el dolor se produce en los tejidos. Me explicaron que había estímulos que producían dolor allí donde se aplican, que ese dolor lo detectaban unos «receptores de dolor» ubicados en las neuronas. El dolor, convertido en «señales de dolor», se trasmitía por unas «vías del dolor» y llegaba hasta unos «centros del dolor» que se encargaban de trasladarlo a la conciencia, que el cerebro libera morfina propia («endorfinas») para modular el dolor en la médula, bloqueando esas supuestas señales de dolor («Modulación inhibitoria descendente del dolor»). Aunque tarde, he sabido que nada de eso es cierto. Para mí fue una revelación descubrir que no es así.*

Así es. Le agradezco su testimonio.

Es lógico que los pacientes piensen que el dolor se produce donde se siente. Si me tuerzo el tobillo, me duele el tobillo. Lo veo hinchado. Si me cosen una herida, me duele cada vez que me dan un punto. Si me aplican anestesia local, no me duele. El anestésico bloquea la «transmisión del dolor» hacia el cerebro.

Eso es lo que parece, pero no es así. Ya hemos explicado el tema de la conciencia. Todos sus contenidos surgen a consecuencia del encendido de un conjunto de áreas cerebrales, las responsables de construir la película que se proyecta en la conciencia. El dolor es el emoticono que resume un complejo proceso de evaluación de amenaza que promueve una conducta coherente por parte del individuo, con o sin razón, con peligro real o imaginado. Cada escena tiene su «neuromatriz», el conjunto de áreas cerebrales que elaboran esa escena, los créditos. En el caso del dolor, corresponderían a la denominada *neuromatriz del dolor*. Con la técnica de la resonancia magnética funcional, podemos mostrar en imagen la actividad de esa neuromatriz. El relato del dolor del paciente puede certificarse con esa imagen.

—Dice la verdad. Está activada la neuromatriz del dolor.

Respecto a lo comentado previamente sobre los términos incorrectos («receptores del dolor», «vías del dolor»), basta sustituir el término *dolor* por *daño* para que las afirmaciones sean correctas. En el tobillo, por ejemplo, se ha producido un daño. Las neuronas vigilantes (*nociceptores*) detectan ese daño y lo codifican en señales eléctricas (*potenciales de acción*). Esas señales se conducen hasta el cerebro y activan la neuromatriz evaluativo-motivacional, no sólo responsable de que sienta dolor, sino también de la conducta que el sistema le propone-exige, de la información que en esa escena está operando, el impacto de coste-beneficio que supone. Los contenidos de la conciencia siempre incluyen componentes sensoriales, emocionales, cognitivos y sociales. En ese momento, sólo en ese, cuando el estado evaluativo adquiere un nivel de relevancia —amenaza—, aparece dolor en la conciencia.

No hay receptores de dolor. Son receptores de nocividad o daño (*noci-ceptores*). En muchos textos se sigue citando a esos inexistentes receptores de dolor y se da por sentado que el dolor se **transmite** por los nervios y la médula espinal. He consultado en internet: «receptores de dolor», «vías del dolor».

> Los **nociceptores** son los receptores que **captan el dolor**.
> Neuronas especializadas en la **recepción del dolor**, denominadas nociceptores.
> Las principales vías implicadas en la **transmisión del dolor** son...

No se necesita que suceda nada dañino en los tejidos para que aparezca el *quale* dolor en la conciencia. Basta ver una escena ajena de daño, una herida, para que se active la neuromatriz del dolor y, si el individuo es empático, llegue a sentirlo, **como si la herida fuera suya**.

> Numerosos estudios han mostrado que las regiones del cerebro que se activan con la experiencia de dolor propio son las mismas que las que lo hacen con la observación de dolor ajeno [22].

Cuando surge un cambio de paradigmas importante, como sucede actualmente con el tema del dolor, o mejor, de las neurociencias en general, se produce un retraso en su aceptación. La práctica de la medicina contiene una proporción variable de ciencia y mercado. Los propios profesionales reconocemos nuestras limitaciones para explicar los síntomas… **sin explicación médica.** Se comprende y gestiona mejor la enfermedad real, objetivable, que la virtual.

Cuando hablamos del dolor en contextos de daño —una herida, una infección, una quemadura—, no tiene importancia, a efectos prácticos, que utilicemos la expresión incorrecta «receptor de dolor» o «vías del dolor», pero en el libro estamos analizando el problema de los síntomas sin explicación médica —sin daño—. En estos casos, es fundamental utilizar los términos correctos. No hay daño, pero hay dolor. ¿De dónde surge? Por supuesto, no de los tejidos de la zona en la que sentimos el dolor, ya que se han estudiado y no se observa nada anormal.

En la fibromialgia se describe el dolor como «musculoesquelético», sugiriendo que el dolor se origina en tejidos blandos —fibro-mialgia— del aparato locomotor. La referencia al origen cerebral del dolor suscita recelo en los pacientes —origen «psicológico»—. El dolor no procede de los músculos. No están dañados. Tampoco es «psicológico», sino neuronal. Ya hemos hablado del cuerpo real y virtual.

Desde la aportación de las neurociencias, podemos rellenar el vacío de los síntomas sin explicación médica. Al menos, lo intentamos, con hipótesis que contemplen el nuevo conocimiento.

Sigamos.

El organismo se piensa a sí mismo continuamente. Esa es su función. Para eso han evolucionado las neuronas. Repasa y actualiza toda la información disponible, buscando patrones, correlaciones, posibles causas. No al servicio de la veracidad, sino de la supervivencia. La intrahistoria, la memoria autobiográfica, se teje y desteje continuamente. Cuando dormimos, no hemos apagado la luz del cerebro, sino que este nos ha apagado la pantalla del ordenador.

—*En mi caso, lo paso mal a la hora de dormir. No descanso. Me levanto dolorido, agotado. Me dicen que tengo que conseguir dormir, pero ni con las pastillas lo consigo.*

Uno no se duerme a sí mismo. Nos apaga el sistema neuroinmune, que es el que maneja el «mando a distancia». Necesita librarse del individuo consciente cada día para poner orden en todo lo vivido, incorporarlo en la narrativa, actualizarla según van llegando más datos. Tiene que reordenar la casa, recuperar las condiciones bioquímicas de la red neuronal, eliminar la «basura» cotidiana —conexiones improductivas— y potenciar las que considera útiles [23].

Sin ser consciente de ello, cuanto más empeño ponga en dormirse, más dificultad tendrá en conseguirlo. La necesidad de dormir mantiene encendida la pantalla consciente con la autoexigencia: tengo que dormir, tengo que dormir…

El profesional le preguntará por la calidad del sueño:

—Tiene que dormir. Es fundamental. Es lógico que si no lo consigue se encuentre luego cansado y dolorido.

Ya tenemos el bucle formado:

—Me dicen que tengo que dormir, pero no lo consigo. Y mire que lo intento. Ni siquiera con pastillas…

Los síntomas, el proceso, el peregrinaje infructuoso por las consultas ronronean en su mente. Usted no deja de pensarse cuando no consigue centrarse en una tarea que exige atención. Dormir no requiere su atención. Está de más. No está en su mano el conseguirlo. Debe apagar las luces y ruidos de su conciencia, pero, para ello, su sistema neuroinmune tiene que despejar las dudas, el catastrofismo.

De chaval, cuando teníamos «la excursión», el día memorable en que los frailes nos llevaban en un bullicioso autobús («¡Qué buenos son los frailes del colegio! ¡Qué buenos son, que nos llevan de excursión!») a una playa cercana, no conseguía dormir, aunque lo deseara intensamente para que llegara el momento.

Volviendo a las fobias: si no hay enfermedad —delito en la metáfora kafkiana— no tiene que operar una historia basada en enfermedades que podrían aparecer, olvidando que la probabilidad es mínima o, incluso, que todas las evidencias van en contra de su existencia —todos los estudios son normales—.

El avión puede caerse y moriremos todos. Es posible, pero poco probable. Cada uno de nosotros se ha subido a un avión virtual particular. Los pasajeros compartimos el mismo avión real, cuyo estado de complejidad desconocemos, pero cada uno se ha subido a un avión virtual, imaginado, privado.

Cómo ha sentido el viaje no define el estado real del avión, sino cómo ha padecido o disfrutado cada uno el avión imaginado. Podemos estar respirando el mismo aire de la ciudad, pero cada sistema neuroinmune le acoplará un aire virtual, imaginado, privado.

Una crisis de migraña produce los mismos síntomas que una meningitis —dolor de cabeza, vómitos e intolerancia sensorial— porque el organismo actúa *como si* fuera a haberla, pero no la hay. El chocolate no es un germen que pueda llegar al espacio meníngeo y provocar la respuesta inflamatoria.

—*¿Cómo podemos saber, entonces, si la crisis corresponde a una meningitis o a una falsa alarma?*

Teniendo en cuenta otros datos como fiebre, obnubilación o rigidez de nuca en la exploración. Por el sonido de la sirena no podemos saber si es una falsa alarma o han entrado a robar. El sistema ha avisado a la policía. Usted ha recibido el aviso. Por la presencia de la policía y la sirena no puede sacar ninguna conclusión. Necesita luego evidencias de que han entrado a robar. Si el sistema se activa desde hace años los fines de semana, cuando discute con su pareja, cuando sopla el viento sur o ha comido queso curado, tiene un problema con ese dispositivo. Tendrán que analizar por qué actúa así.

Un sistema de alarma no puede operar continuamente desde la posibilidad teórica del robo y activarse, por si acaso, a horas intempestivas, cuando está usted durmiendo.

—*Ahora que lo dice: el dolor me despierta muchas veces por la noche. Yo no estaba pensando en nada en ese momento, porque estaba dormido.*

Es una objeción clásica. No piense únicamente en el cuerpo real. Tenga siempre presente el virtual, imaginario. Usted es el niño que duerme, pero sus padres velan por su seguridad. Imaginan. Si algo de lo que imaginan les preocupa y creen que deben despertarle, lo harán y le contarán lo que estaban temiendo.

El cuerpo virtual no descansa. Apaga o enciende al individuo si el contenido de lo que imagina le necesita despierto, para que haga lo que ese organismo imagina y solicita que se haga. Uno no se vigila a sí mismo estando dormido, apagado.

—*Yo no pensaba en enfermedades hasta que me sentí enferma. Tenía otras cosas en la cabeza.*

Exacto. Usted no era consciente del proceso. Recuerde a Joseph K. Un mal día, sin entender nada, sin haber pensado en ello, se vio envuelto en el proceso kafkiano: «alguien debió estar calumniándolo…» Era ajeno a lo que se estaba cocinando hasta que un día, sin entenderlo, se encontró en comisaría… En la película del inocente pudriéndose en la cárcel, un buen día le detienen sin que él se lo explique.

Sólo cuando aparecieron los síntomas intentó usted informarse, aprender conscientemente todo lo referido a lo que podría explicar esos síntomas. Consultó con los profesionales. Oyó sus explicaciones. Recibió etiquetas varias con las explicaciones y los remedios correspondientes. Es fundamental que ahora visualice ese proceso de aprendizaje inconsciente previo para poder corregir errores. De otro modo, seguirá consolidándose la idea de «enfermedad misteriosa» que los profesionales no acertamos a comprender ni resolver.

—*Lo intentaré, pero me sigue costando separar lo consciente de lo inconsciente, YO y mi organismo. Cuando le escucho, no puedo evitar pensar que se refiere a mí y no al sistema neuroinmune. Eso del inconsciente no me gusta. Prefiero el mundo real, el consciente. Me da seguridad saber con qué me enfrento.*

No le estoy citando «el inconsciente» —un fantasma en su cerebro—, como algo que está en el sótano de la mente actuando a su aire y complicándolo todo, sino de «lo inconsciente», la actividad de las células, del sistema neuroinmune. El proceso que origina la diabetes es inconsciente. El paciente sólo sabe, hasta que recurre a los expertos, que siente sed, hambre y ganas de orinar. Los análisis detectan una cifra elevada de glucosa y el experto le explica el proceso celular que se expresa en la conciencia como síntomas. Pone la etiqueta: «diabetes» y procede a dar unas pautas y una terapia.

No se preocupe. Le comprendo. Me gustaría saber con qué ideas se ha quedado de lo que lleva leyendo.

—*En primer lugar, me tranquiliza saber que mis síntomas son reales, que no me los invento. También me ayuda saber que es mi organismo y no yo el que arma todo este lío, aunque no sé cómo puedo cambiar la situación. Ya me dirá.*

Usted dice que no es algo «psicológico», pero todo lo que me cuenta suena a «psicológico». No acabo de comprenderlo. Eso de la narrativa, la intrahistoria... Esperaba que usted me hablara de moléculas, hormonas... No sé, cosas químicas, tangibles... y, sobre todo, alguna solución. Ya no pienso en fármacos ni en psicoterapias, porque no me han funcionado, pero necesito pautas, algo que hacer.

La referencia al sistema inmune, el ejemplo de la alergia, me ayuda a situarme.

Sé que no tengo que anticipar acontecimientos, pero sigo sin ver la solución en lo que llevo leído. Las metáforas son contundentes, pero me cuesta aceptar que el organismo sea así.

El organismo está formado por células y espacio extracelular. Las células contienen *organelas* —núcleo, ribosomas, mitocondrias, etc.— y esas organelas están constituidas por moléculas. Solamente hay química, pero al servicio de la supervivencia. La información es lo que distingue a los seres vivos de la materia. Recuerde el prólogo de Ariane, mi nieta: sus padres le habían aportado información para disolver ese estado de alerta-protección injustificado que se activó —¡qué casualidad!— cuando iba a tener una experiencia emocionante como andar a caballo.

La narrativa se construye desde la información —veraz o falaz— y es la función fundamental de todo ser vivo. Pura biología. Pura química. De lo que se cree, se cría. El sistema neuroinmune utiliza metáforas. Traslada la información obtenida de unos escenarios a otros. Si usted comprende las metáforas, ha comprendido el sistema neuroinmune, el proceso. Es el primer paso. Necesario, pero no siempre suficiente.

—¡Hombre! *Las metáforas kafkianas son inquietantes. Dan como miedo.*

Su situación también lo es. Está en una situación tremenda: atormentada, imposibilitada, incomprendida, desconcertada, sin esperanza.

—*Suponga que ya he comprendido y aceptado las metáforas, incluso las kafkianas. ¿Qué más tengo que hacer? No me da garantías, el cien por cien.*

No puedo dárselas. Hay luz al final del túnel, pero a veces nos venimos abajo por no fiarnos de la información que nos dice dónde se encuentra y nos volvemos en dirección contraria, regresando al punto de partida.

20 El cerebro es un órgano exigente

El cerebro es el ámbito celular en el que se actualiza y memoriza la narrativa del organismo, la intrahistoria. Sus 1,4 kg —el 2-3% del peso corporal— consume el 20% del oxígeno y el 50% de la glucosa. Centraliza la información, es decir, el poder [24].

El consumo es prácticamente constante, día y noche, estando despiertos o dormidos, concentrados en una tarea compleja o pensando en las musarañas. Su tupida red de neuronas y células de la *glía* —una estirpe celular acoplada a las neuronas que mantiene las condiciones químicas adecuadas para su buen funcionamiento— comparte toda la información que, en cada momento, está operando en la red.

Aunque usted no sea consciente de ello, la red está continuamente utilizando todo su potencial informativo para operar desde la narrativa que ha ido construyendo. No es cierto que sólo utilizamos el 10% de nuestro poder mental. Lo utilizamos al 100%, siempre que tenga algo que ver con lo que estamos haciendo.

El cerebro consume energía, tanto para activar circuitos como para desactivarlos. Resaltará parte de la información, a la vez que silencia lo que pueda perturbarla. Memoriza y olvida activamente, selectivamente. Damos más importancia a la falta de memoria, pero, en muchos casos, lo que no funciona es el olvido.

Pensar es olvidar diferencias, es generalizar, abstraer. En el abarrotado mundo de Funes no había sino detalles, casi inmediatos. (*Funes, el memorioso*. Jorge Luis Borges)

Ambos procesos, encender y apagar, consumen energía. Disponemos de todo el abecedario para hablar y escribir, pero en cada palabra sólo utilizamos las letras correspondientes. No consiste en disponer de más letras para mejorar el texto, la intrahistoria. En realidad, una letra es el abecedario entero al que se han suprimido todas las demás.

La información integrada en esa intrahistoria fluye constantemente, de arriba a abajo, de izquierda a derecha, de atrás a delante, de uno hacia los demás y viceversa, compitiendo por ganar el acceso a la conciencia en cada escenario. Hay mil historias posibles, con probabilidad variable. Piense en el cerebro como la sede parlamentaria del organismo. Allí se debaten y compiten propuestas contrarias, todas con sus costes y beneficios potenciales, con su sanción social correspondiente. Una cuestión fundamental para considerar: en ese parlamento neuronal, tienen ventaja las versiones más catastrofistas (*sesgo de negatividad*) y las que cuentan con más aceptación social. Su proceso está embarullado por estas dos propiedades: tiene preferencia una historia catastrófica y, sobre todo, la segunda: tiene más peso lo que cuenta con reconocimiento social. Somos gregarios [25], [26].

El organismo se protege a sí mismo dando prioridad a las hipótesis más catastrofistas y socializadas, cuando está en juego la integridad física y estima social. El cuerpo virtual habita un entorno de sucesos posibles. El miedo puede acabar imponiendo su ley y hacer que el individuo actúe **como si** realmente estuviera pasando lo que podría pasar. Ha triunfado la hipótesis más catastrofista, aun cuando sea la más improbable.

Los padres actuamos de ese modo:

—¡Bájate de esa silla, que te vas a caer y te vas a abrir la cabeza!

No esperamos a ver si realmente el niño se cae. El miedo lo construye el padre, no el niño. A los padres les gustaría contagiar sus miedos a los hijos, no que el niño se caiga para tener razón.

—¡Ves! Te lo había dicho.

El organismo hace lo mismo. Nos cuenta sus historias de miedo, por nuestro bien.

Cuando uno siente picor en la cabeza, se limita a rascarse, sin más. No ha pensado conscientemente en parásitos o tóxicos químicos posibles en la piel, pero el ronroneo narrativo continuo del organismo puede haber considerado en ese momento posibles amenazas y actuar **como si** ya se estuvieran produciendo. Es como echar agua por la posibilidad de un incendio, aunque no se haya producido, con el resultado de una inundación. Ese temor absurdo se expresa automáticamente en la conciencia como picor en la cabeza. El paciente acude al profesional en busca de una solución.

—Yo sólo sé que me pica. ¿No me puede dar algo para que no me pique y dejarse de historias?

21 Los contrafactuales

Por desgracia, el trabajo continuo de tejer y destejer la historia desde la información que recibe en los miedos —perdón, medios— de información y las consultas, se dedica, a veces, a la difamación del organismo, a la calumnia, a degradar la idea de ese organismo, a culpar al individuo por la mala vida que le ha dado, sentándose de malas posturas, cogiendo pesos excesivos, comiendo lo que no debe, durmiendo mal, estresándose en exceso, respirando un aire contaminado, gestionando mal sus emociones, etc.

El auto-relato se nutre de los llamados *contrafactuales,* sucesos que no han sucedido, pero podrían haberlo hecho. También consumen energía, por supuesto. Muchas veces, se centran en el pasado, culpando al individuo por acciones que no debería haber llevado a cabo e imposibles de deshacer.

Los expertos denominan a ese estado de actividad mental continua, centrada en la autobiografía, «redes en reposo» o «modo por defecto» (*default mode*) [27].

El término «reposo» no indica cese de la actividad cerebral, cuando el individuo no está haciendo nada que exija esfuerzo mental. El término se refiere al encendido automático del procesamiento continuo de la memoria autobiográfica, aprovechando que el individuo está «ausente». El organismo genera su ronroneo, centrado en cuestiones de supervivencia. Los síntomas aparecen cuando ese ronroneo cobra fuerza, miedo.

—¿Quiere decir que mi propio organismo construye calumnias o miedos sobre sí mismo, sobre sus células, sobre las consecuencias negativas de lo que yo hago?

¿Se traga la información que ha recibido sobre huesos, músculos, estreses, lo que como, lo que hago y dejo de hacer, la calidad del aire que respiro, mis emociones, mis genes y mis cambios hormonales y meteorológicos? ¿Se fía más de lo que dicen por ahí que de los sentidos?

Exactamente. A todas horas. En cada momento, lugar y circunstancia considera una determinada hipótesis entre todas las posibles. Cada escenario, cada especie de la película, cada zona anatómica del organismo (personaje), construye su propia historia, real e imaginada. Una herida en el pie puede no producir dolor si estamos huyendo del fuego. Una misma acción puede resultar indolora en un escenario y dolorosa en otro, haciendo lo mismo. Un mismo estímulo puede proyectar dolor en un lugar del cuerpo y no en otro: elevar el brazo izquierdo puede hacer que sintamos dolor —sin existir una lesión—, pero la misma acción es indolora en el derecho. La crisis de migraña puede producir dolor solamente en media cabeza, a pesar de que no está sucediendo nada en el interior del cráneo. En el orden del día del parlamento neuronal figura cada lugar anatómico en cada escenario.

—Hoy debatiremos la cuestión del pie izquierdo.

Como ya he dicho, el cerebro utiliza continuamente el 100% de la información disponible, sea cierta o no. Uno no piensa. *Ello* —el sistema neuroinmune— nos piensa. Esa es su razón de ser evolutiva, biológica. Reflexionamos selectivamente sobre una cuestión que previamente ha aparecido en la conciencia como consecuencia de lo que el sistema neuroinmune está evaluando. Una vez planteada la cuestión en la pantalla consciente, participamos en el ronroneo mental.

La conciencia funciona como un microscopio. Enfoca un campo determinado, amplificándolo más o menos. Si utilizamos una lupa grande, ganamos en detalle, pero perdemos en extensión. El árbol puede ocultarnos el bosque. A veces nos quedamos atascados en una zona, empeñados en que la cuestión está ahí. Aplicamos lupas de poder creciente, perdiendo la perspectiva global. Es fundamental gestionar las lupas. A veces hay que distanciarse de algo para comprenderlo.

Tampoco vemos ni oímos todo lo que está a nuestra disposición. En la conciencia aparecerá aquello que el sistema selecciona, en base a la relevancia de lo que sucede o podría suceder en cada escenario. Los sentidos vuelcan, sin cesar, millones de datos que el sistema desecha, pues no aportan más que confusión y ruido. El organismo intenta que fijemos la atención en lo que considera más relevante para el cuerpo real o virtual. A veces, nos permite centrarnos en nuestras cosas y, otras, antepone sus temores, impidiendo que cumplamos con nuestros objetivos. Es el organismo el que se ocupa de lo que usted ve, oye y piensa.

La historia que opera en cada escenario-escena se proyecta en la conciencia como síntomas y consigue, así, que atendamos al interior opaco del organismo. En ocasiones, porque está sucediendo algo importante y, otras, simplemente, porque está funcionando la historia imaginada, hipervigilante y sobreprotectora.

Cuando el individuo quiere atender a una tarea concreta y el organismo lo consiente, cesa el ronroneo, la música de fondo. El cerebro sintoniza otro canal, el que gestiona el escenario de ese momento, lugar y circunstancia. Activa la información y habilidad pertinente (*memoria de trabajo*). Las áreas que se ocupan de afrontar esa tarea aumentan un poco la actividad, el consumo. Cuando finalizamos la tarea, las áreas específicas que se ocupaban de ella se silencian y reaparece al momento el ronroneo de la narrativa (*default mode* - redes en reposo).

En los pacientes con síntomas inexplicados, el modo de red en reposo se resiste a apagar, porque tiene prioridad la hipótesis de la posible enfermedad, impidiendo así que el individuo se centre en lo que quiere hacer. La paciente está secuestrada en su memoria histórica, en su autobiografía, en la incertidumbre de lo que le sucede y pudo haber sucedido y la certeza de lo que padece y seguirá padeciendo. Joseph K, en la cárcel, no puede dejar de pensar en el proceso. Es lógico, pero eso no le lleva a ninguna parte.

El libro pretende silenciar esa presencia obsesiva de las redes en reposo, de la narrativa catastrofista construida a nuestras espaldas, a base de calumnias sobre el organismo y sobre nosotros mismos, pero puede que el lector, una vez haya conseguido completar la lectura, siga en el mismo bucle, rumiando pegas, objeciones y barreras del pasado y futuro que se le antojan insalvables... No se trata sólo de recibir información nueva, sino también de desactivar la innecesaria.

—*Ya lo he entendido. Tiene lógica, pero ahora, ¿qué hago? ¿Cómo lo aplico? ¿Sólo leyendo, sin terapias, sin ayuda, sin pautas, sin ejercicios? ¿No me va a dar una solución? ¿Sólo hablando?*

—Excusas. Mate las preguntas y hágalo. **Enactúe.** Lleve a la práctica la teoría.

—*¿Cómo?*

—Aplicando el nuevo cuento, otra narrativa, otra historia.

—*Pero ¿me va a servir? ¿Hay luz al final del túnel? ¿No es todo esto demasiado complicado para mí?*

No tenga ninguna duda de que el túnel tiene una salida, pero tenemos que hacer un trabajo conjunto, usted y yo. Ya lo estamos haciendo: yo escribiendo y usted leyendo. Para esta cuestión no existen terapias mágicas que funcionen como un antibiótico contra una infección. No se haga ilusiones. La pelota está en otro tejado. Recuerde el prólogo de mi nieta.

Déjese ya de ronroneos. Líbrese del «modo en reposo». Trabaje esa narrativa, acérquela al cuerpo real. Hágase con buena información y comience a aplicarla. Mate las preguntas que no tienen respuesta. No transite por caminos que no llevan a ninguna parte. No gire en el túnel y vuelva al punto de partida. Aparecerá la luz, si persevera sin ansiedad anticipatoria en la buena dirección. Deje que reposen las ideas.

22 Somos rumiantes

Un rumiante es alguien que procesa algo una y otra vez tratando de extraer algún beneficio o conclusión. Se pueden rumiar los alimentos cuando estos, por su composición, exigen un proceso digestivo lento y reiterativo. Se pueden rumiar también las acciones pasadas, presentes y futuras, cuando contienen consecuencias indeseables o incertidumbre.

Homo sapiens (*m.n.t*) es una especie rumiante. No de alimentos, sino de experiencias. Regurgitamos una y otra vez el pasado y la previsión de futuro con el objetivo de extraer toda la información posible para no tropezar en la misma piedra y optimizar la probabilidad de éxito.

El proceso de rumiación debería tener un límite. Una vez hemos convertido lo vivido en una papilla digerible, debe procederse a la acción que puede ser, incluso, la de eliminar la cuestión rumiada, renunciar a ella si no tiene arreglo.

La rumiación del pasado considera aquellas circunstancias que podrían haber sido responsables de un fracaso y deberían haberse evitado, así como las contrarias, que de haberse ejecutado nos habrían evitado la zozobra actual: «si en vez de»; «si no hubiera»; «hubiera debido»; «tal vez habría». Las culpas, las omisiones o meteduras de pata.

La rumiación del futuro analiza una y otra vez previsiones negativas sobre la consecución de un objetivo. Partiendo de una incertidumbre vivida con angustia, se analizan todos aquellos factores, propios y ajenos, que podrían impedir el éxito final.

Rumiar no es ni bueno ni malo. Es una dinámica biológica que está ahí para optimizar la supervivencia. Si no rumiáramos, no sobreviviríamos física ni socialmente.

Como todo proceso biológico, la rumiación debe tener límites. No todo merece ser rumiado. Lo que sí debe ser rumiado no debe serlo circularmente, en bucle, de forma indefinida. Imaginar la realidad, darle mil vueltas para ver sus múltiples lados oscuros o ambiguos, es potencialmente adaptativo. Una dosis razonable de incertidumbre sobre nuestros planes también puede serlo.

El dolor recurrente o crónico, en ausencia de daño que lo explique y justifique, contiene por lo general hábitos de rumiación que no llevan a ningún puerto. Una vez se conoce la trama compleja del dolor, su generación neuronal —el error evaluativo que ve amenaza donde no la hay—, hay que pasar a la acción y dejar de considerar todas las eventualidades teóricas que puedan cuestionar el éxito en el objetivo de apagar la hoguera del error.

Me aplico yo también el cuento. Tengo el libro está en la cabeza. Ronronea cuando no estoy centrado en algo. Me pongo a teclear en el ordenador. No acaba de gustarme cómo expreso lo que quiero contar. Los puñeteros *contrafactuales,* el proceso... no lo voy a conseguir. Había dicho que voy a contar mi historia y no hago más que divagar, siempre con la misma canción de los síntomas, la conciencia, el sistema neuroinmune, la historia... Excusas, también.

El confinamiento impuesto por el virus de la pandemia actual me ha dado el último empujón. ¡Es el momento! ¿Pero, qué digo que no haya dicho en los otros libros?

—*Aplíquese el cuento, doctor. ¡Mate la pregunta! ¡Escriba de una vez y calle! ¡No hace más que repetirse! ¡Deje de rumiar!*

> Un soneto me manda hacer Violante
> que en mi vida me he visto en tanto aprieto;
> Catorce versos dicen que es soneto;
> Burla burlando van los tres delante.

Yo pensé que no hallara consonante,
y estoy a la mitad de otro cuarteto;
Mas si me veo en el primer terceto,
no hay cosa en los cuartetos que me espante.

Por el primer terceto voy entrando,
y parece que entré con pie derecho,
pues fin con este verso le voy dando.

Ya estoy en el segundo, y aun sospecho
que voy los trece versos acabando;
Contad si son catorce, y está hecho.

(Lope de Vega y Carpio)

Tiene usted razón. ¡Vamos allá!

⚜☼⚜

23 Un paciente más

¿Mi experiencia? Tengo mucho que contar: como médico que ha escuchado miles de relatos de pacientes y enfermos y como sufridor, en carne propia, de los mismos síntomas. Las dos circunstancias me convirtieron en un lector compulsivo que devoraba con ansiedad todo lo que pillaba en la biblioteca y las librerías, tratando de dar con respuestas a mis preguntas.

Confieso y aclaro, antes que nada, que he sido un hipocondríaco, ya desde muy niño. Temía las enfermedades, pero también la visita del médico —«si no te portas bien, llamo a don Mariano para que te ponga una inyección»— y la incertidumbre de los análisis y las radiografías.

He tenido alguna enfermedad seria —tuberculosis pulmonar-, que tardó en diagnosticarse a pesar de los síntomas, y problemas en la «columna» lumbar de los que más adelante hablaré. Pero he estado más inquieto, incapacitado o recluido por culpa de la agotadora incertidumbre del «no tengo nada —espero que no tenga nada— pero, entonces, por qué me encuentro tan mal... ¿y si tengo algo? Tendría que mirarme, pero me da miedo que me encuentren algo», «y si no tengo nada, soy un neurótico y tendría que ir al psicólogo o al psicoanalista». Mi sistema neuroinmune invadía con su modo por defecto —redes en reposo— mi espacio consciente. No me dejaba en paz.

—Perdone doctor. ¿Por qué ha entrecomillado la palabra columna? No irá a decirme ahora que no tenemos columna, sino otra cosa...

Me he precipitado. Ya sabe: mi *ansiedad anticipatoria*. Le contestaré más adelante, cuando hablemos del *eje vertebrado,* mal llamado columna.

Sigamos: sólo tenía la certeza de los síntomas y la angustia de lo desconocido. «Yo sólo sé que me duele, me mareo...» es una frase que oía repetidamente en la consulta a los pacientes. «Sólo sé que no sé nada y tengo miedo, porque no me encuentro bien y algo tendré», pensaba para mí.

Yo también tenía la certeza de los síntomas y la incertidumbre de lo que podría estar sucediendo en mi organismo o en mis desajustes «psicológicos». En mi caso, como paciente, el médico era yo mismo y tenía que decidirme: o mirarme con la incertidumbre de tener algo —grave, por supuesto— o, si estaba todo en orden, aceptar mi condición neurótica, hipocondríaca. Estaba atrapado entre las dos opciones sin dar el paso obligado: consultar al médico y no a mí mismo.

Cuando uno está enredado en el miedo a algo, lo que procede es conocer ese algo. Si hay ruidos en la casa, hay que levantarse con la linterna y ver lo que pasa, pero y ¿si hay un ladrón y nos ataca?

> Nada en la vida debe ser temido, solamente comprendido. Ahora es el momento de comprender más para temer menos (Marie Curie)

Estaba claro: tenía que hacerme con más conocimiento para disolver el miedo, tenía que bucear en libros y revistas y hacer muchas preguntas a los pacientes con «síntomas sin explicación». Yo era uno de ellos. El comprobar que las pruebas que les pedía eran normales me ayudó a convencerme de que yo también estaba sano como ellos, pero el problema seguía vivo: ¿por qué me encuentro tan mal si no tengo nada?

Tampoco habría estado mal hacerme un chequeo a fondo para conseguir la convicción de salud, pero mi condición de hipocondríaco lo impedía.

El problema de la humanidad es que los estúpidos están seguros de todo y los inteligentes están llenos de dudas.

La reflexión de Bertrand Russell —supongo que calmaba su propia incertidumbre— reconforta, pero no es fácil saber si nuestras inseguridades e ignorancias son prueba de inteligencia o estupidez. En el fondo, me sentía un estúpido y un cobarde.

—*Entiendo su problema, doctor, pero no me reconozco como hipocondríaca. Hasta que aparecieron los síntomas, no pensaba en enfermedades. Soy muy activa y positiva. En cualquier caso, me alegra saber que usted también ha padecido síntomas con y sin enfermedad. Me da confianza.*

No le estoy juzgando a usted como individuo consciente, sino a su organismo, a su sistema neuroinmune. Es hipocondríaco por naturaleza. Tiende a pensar mal para protegernos.

—*Sí, perdón. He vuelto a confundir organismo y YO.*

No se preocupe. También me pasaba a mí.

Le convendría hacerse con una buena metáfora de organismo. Lo del YO es más complicado. Ya sabe, la conciencia, la película…

24 El paciente es inocente. ¿Quién es el culpable?

El organismo es como una ciudad móvil, una auto caravana inmensa y compleja. En esa ciudad-caravana, en vez de individuos, hay células. En vez de barrios gremiales, hay órganos: el gremio de la respiración habita el barrio de los pulmones, el gremio de la frontera habita en la periferia, en la piel y en la mucosa del aparato digestivo. El de la alimentación, en los bordes de un túnel-mercado que atraviesa la ciudad de parte a parte, de boca a ano, en el que se procede a comprar lo necesario y eliminar lo prescindible.

Como sucede en las ciudades, -y en un nivel superior, en las regiones y estados, etc.- la actividad gremial está regulada por legisladores y órganos de gobierno: políticos que **compiten** por implementar las normas, una administración encargada de su desarrollo y cumplimiento y unos jueces que dictan sentencias interpretando y haciendo valer la legislación. La Policía vigila la seguridad y trata de evitar la comisión de delitos.

Por supuesto, también hay calles, medios de comunicación financiados por marcas comerciales, servicio de correos, bibliotecas, archivos, cines, literatos, historiadores, teatros, iglesias con diversos credos, matemáticos que calculan probabilidades en función de los datos disponibles, mercados y mercadillos, publicidad… Todo lo que imagine en una ciudad se da en el organismo, al servicio del bienestar y supervivencia del ciudadano —la célula— y de la propia ciudad —el individuo—.

Extendiendo más la analogía, la ciudad forma parte de colectivos más amplios: provincia, región, Estado, continente... El individuo también forma parte de colectivos diversos. Está socializado. Hoy, más que nunca.

Es fácil construir metáforas de corporaciones urbanas y organismo: el corazón bombea sangre a los tejidos como el servicio de aguas bombea el agua para que llegue a todos los grifos. El riñón filtra la sangre y elimina lo que estima que debe eliminarse, al igual que las depuradoras urbanas.

Las ciudades tienen gobierno y el organismo, por supuesto, también. Las ciudades tienen fuerzas del orden. El organismo también. Son las fuerzas que velan por la integridad física y el correcto funcionamiento de cada individuo celular y cada órgano, según la legislación vigente.

El sistema neuroinmune es el que gobierna el organismo y, se lo anticipo: actúa sin contemplaciones cuando considera, con o sin acierto, que debe hacerlo. Es el Estado —con mayúscula—.

—*No lo había pensado así. Puede que tenga usted razón, pero eso me descorazona: ¿qué podemos hacer con los políticos?*

Al menos, saber que existen y que pueden crearnos problemas.

—*He probado a votarlos a todos y me han decepcionado. Ya no voto. ¿Es una metáfora correcta?*

No está mal, pero no se trata de cuestionar la democracia ni la medicina, sino de evaluar, en una cuestión concreta, si la gestión es adecuada o no y buscarse la vida sin esperar a que la resuelvan otros. Si su sistema neuroinmune, en vez de resolver problemas, se dedica a crearlos, tenemos un problema. Sí, la metáfora vale.

—*Vaya, pues lo tenemos claro...*

Cuando uno pierde la esperanza en todo, ya no se esfuerza en encontrar la salida del túnel. Está entregado. Acepta vivir en ese túnel. Los psicólogos denominan a ese estado *indefensión aprendida* [28].

El proceso le ha generado desesperanza, pero no está usted indefenso. Tiene que aprender cosas nuevas y desaprender las previas. Desde ese nuevo conocimiento, debe cambiar su estrategia. Volviendo a la metáfora de los políticos, imagine que ha surgido un movimiento, quizás minoritario, pero que puede devolverle la esperanza perdida. Usted se vuelve militante y colabora para lograr los objetivos.

Pero no se precipite. Sigamos con el organismo. Es su aliado, aunque, a veces, puede ser su peor enemigo.

25 El gobierno del organismo: homeostasis y alostasis

El orden social en el organismo tiene otro nombre: *homeostasis*. Es el mantenimiento de las condiciones necesarias para la supervivencia y eficiencia de las células en el día a día y la recuperación de ese orden cuando sucede algo que lo ha perturbado o puesto en apuros o, simplemente, surge alguna novedad no anticipada.

A veces, hay que modificar las condiciones normales para sobrevivir. Cambiar para afrontar una amenaza y volver a la normalidad tan pronto como el problema se resuelva. Es lo que sucede con el confinamiento. Es un recurso juzgado como necesario para proteger la *homeostasis*, la normalidad.

A ese estado de alarma o de excepción lo denominan los biólogos *alostasis*. Es un estado en el que se modifican las condiciones normales, se suspende la *homeostasis*, para adaptarse a una situación amenazante o más exigente, para recuperarla tan pronto como se pueda, a veces configurando una «nueva normalidad».

> El cerebro, sensando el medio interno y externo y consultando su base de datos, predice lo que probablemente va a necesitar y sobre esa base selecciona la mejor respuesta [29].

El organismo trabaja automáticamente, una vez que ha tomado la medida a la realidad, a los diversos escenarios con los que se encuentra. Si reafirma una idea de la realidad, aun cuando sea equivocada, actuará en modo automatizado, si no se aporta información o experiencia que genere un cambio de convicción.

En ocasiones, esta realidad aprieta —*str*ingere, apretar en latín—, e*str*esa o, simplemente, es novedosa. Obliga a salir del modo automático, conocido, analizar el nuevo escenario, evaluar costes y beneficios y solventar el apretón.

Para evitar sobresaltos, el organismo en todo momento vigila, monitoriza, evalúa, regula, protege, predice, gestiona. De todo ello se encarga un gremio celular específico: el sistema neuroinmune, constituido por dos subsistemas:
1. el **inmune**, formado por:
    - células móviles que patrullan y analizan minuciosamente todas las casas y barrios de la ciudad, incluidos sus habitantes —policía local—, en busca de individuos sospechosos o inútiles —gérmenes y células cancerosas o improductivas— y
    - efectivos que circulan por las calles —arterias y venas—, por si se requiere su intervención cuando se produce un incidente letal —*necrosis*—.
2. el **nervioso** —neuronal y glial—, constituido por:
    - una compleja red de células inmóviles que se conectan entre sí, formando complejos circuitos en los que se comparte la información disponible sobre todo lo que sucedió, sucede y podría suceder en la ciudad, con el asesoramiento de los comités de expertos que evalúan los costes y beneficios de las decisiones, incluyendo el qué dirá —votará— la ciudadanía.

El subsistema inmune es lento. El neuronal es extremadamente rápido. El subsistema inmune no se anda con contemplaciones ni se aviene a razones. El subsistema neuronal no renuncia a nuevas oportunidades, a nueva información, pero impone limitaciones al individuo, en tanto no disponga de garantías. El subsistema inmune actúa únicamente frente a señales moleculares que han contactado con el organismo. No obtiene información a distancia. El subsistema neuronal sí obtiene esa información, a través de la luz, ondas sonoras, moléculas volátiles… y el lenguaje —oral y escrito—. Observa-imita conductas ajenas y utiliza la información recibida de los expertos.

Creo que ha llegado el momento de que hablemos del gobierno del organismo.

26 El gobierno neuroinmune

El confinamiento ha vuelto las ciudades inhabitables. Están enfermas. Un virus infecta a muchos ciudadanos. Hay justificación.

Imagine la misma situación, incluso con más limitaciones, con más penalizaciones… pero ¡sin virus! Se habrían promulgado las mismas normas, pero imagine que no existe amenaza real. Ni siquiera una mínima probabilidad. Sin embargo, la privación de libertad sería cada vez mayor. Los ciudadanos se empeñarían en llevar una vida normal, pero el sistema neuroinmune, condicionado por su miedo irracional, apretaría cada vez más las tuercas. No habría desconfinamiento, libertad. Solamente más vigilancia policial. Multas. Prisión. Ejecuciones. Los expertos no encontrarían el virus, pero darían por sentado que está por ahí. Sería un virus misterioso —etiquetas— o afirmaría que son los mismos ciudadanos los que se empeñan en mantenerse confinados —«psicológico»—. Kafka (+++).

Todas las pruebas serían negativas. No hay indicios de virus. ¿Por qué, entonces, el confinamiento? Tendría que haberlo pensado antes, en mis primeros años de carrera. Tendrían que habérmelo explicado en la facultad, en los años de residente de neurología. El organismo dicta estados de alerta-protección, a veces justificados y, otras, no. Los ciudadanos son sujetos pasivos.

¡La culpa es del gobierno!

Los síntomas indican que el organismo está en modo alerta-protección, en «estado de alarma», decidido en el «parlamento neuroinmune». El profesional debe aclarar si el estado de alarma está justificado o no.

No son los ciudadanos los que quieren el confinamiento. Lo aceptan y comprenden cuando hay peligro real, el virus, pero si la amenaza ha desaparecido, lo que quieren es salir a la calle y vivir en libertad.

¡Como en las sociedades de individuos! ¡El gobierno!

¡El sistema neuroinmune!

En el mal gobierno neuroinmune puede que estén las respuestas a todas las preguntas que nos afligen, incapacitan y angustian cuando padecemos síntomas inexplicados, pero explicables. No solucionados, pero teóricamente solubles. Crónicos, pero no irreversibles.

Apenas hemos comenzado a caer en la cuenta de la potencial incompetencia del sistema neuroinmune, de su dependencia de intereses ajenos al bienestar de la ciudadanía y de la escasa fiabilidad de sus promesas. Sin embargo, en la medida que seamos conscientes de todas sus debilidades, sus excesos y defectos, al menos sabremos a qué atenernos y podremos afrontar los problemas desde otra perspectiva.

Los gobiernos disponen de expertos que elaboran informes técnicos que aconsejan tomar una u otra decisión. El sistema neuroinmune también echa mano de la información de expertos, los profesionales de la salud. Puede que el asesoramiento incluya errores o intereses inconfesables.

¿Realmente conocemos bien el organismo? ¿Qué sabemos del sistema neuroinmune, de la complejidad de su gobierno?

—*¿Me está proponiendo doctor, que me rebele, que inicie una revolución contra mi sistema neuroinmune?*

En cierto modo, así es, pero estamos reflexionando con metáforas. Una acción revolucionaria sería, en este caso, derrocar a los expertos que asesoran al gobierno.

—*Uy, esto se pone emocionante...*

Comités consultivos de expertos

¿Qué profesionales asesoran al gobierno neuroinmune y nos pueden ayudar a protegernos de su incompetencia? Lógicamente los **neuronó**logos —neurólogos, psicólogos y psiquiatras—, los **inmunó**logos —inmunólogos, alergólogos, hematólogos— y los generalistas o cualquier otro profesional interesado en comprender el organismo y prestar ayuda desde el conocimiento adquirido.

Si estoy sugiriendo que el asesoramiento de expertos puede explicar por qué la ciudad se ha vuelto inhabitable, sin fundamento ni explicación, ¿a qué expertos debemos auditar y poner en entredicho como responsables de la política represiva injustificada del sistema neuroinmune?

Desde la perspectiva de la estructura kafkiana, a todos aquellos que pueden haber colaborado en calumniar al organismo, a sus genes, a sus estados internos, al entorno, a la interacción con él, al individuo consciente, a la información que ellos difunden, contribuyendo a tejer una historia que no hace honor a su buen nombre.

Empecemos por auditar a los inmunólogos.

Los errores del subsistema inmune

El subsistema inmune se encarga de detectar la presencia de gérmenes patógenos y moléculas extrañas para evitarlas, y también de analizar la conducta de las células del organismo, eliminando aquellas que muestran señales de proliferación descontrolada —cáncer— o mala calidad funcional —senilidad, por ejemplo—.

A veces, el subsistema inmune comete errores al valorar la amenaza externa e interna. Los inmunólogos conocen perfectamente las limitaciones y errores del subsistema e investigan, desde esa perspectiva, para minimizar dichos errores y paliar sus consecuencias cuando no pueden ser corregidos.

El subsistema inmune actúa, innecesariamente, en muchos casos, contra agentes biológicos —polen, ácaros...— inofensivos **como si** fueran patógenos y protege el organismo cuando detecta su presencia, inflamando ojos, narices y bronquios —alergia—. Otras veces, da trato de favor a células cancerosas cuando debería acabar con ellas. Podemos considerar al sistema neuroinmune como un servicio médico: evalúa y actúa, a veces, con error.

Los médicos también nos equivocamos y, en ocasiones, aportamos más perjuicio que beneficio. En ese caso hablamos de *iatrogenia*: el daño producido por actos médicos, por acción o por omisión.

Las chapuzas del subsistema inmune y la ayuda exterior de los expertos

La iatrogenia del subsistema inmune no es una negligencia y menos un delito, sino un error inherente a su «profesión». Evaluar y decidir en las tareas defensivas contiene, implícitamente, la posibilidad del error, por el llamado «**principio de precaución**» o estrategia del error menos costoso: ante la falta de evidencia, es mejor prohibir comer setas que autorizar el libre consumo, sobre todo si consta que se están produciendo envenenamientos. Eso sí, cuando hay suficiente información, debe levantarse la prohibición indiscriminada y autorizarse el consumo de las comestibles.

Todos los días, el subsistema inmune analiza la actividad de cada una de las células del organismo, evaluando su fiabilidad en dos sentidos:

1. Si cumplen con su trabajo.
2. Si se regeneran únicamente cuando los tejidos lo necesitan.

Si detecta señales moleculares de ineficacia, decreta su eliminación —*muerte programada*—. Si aprecia indicios de proliferación descontrolada —cáncer—, activa también los programas de muerte celular o destruye la célula cancerosa como si fuera una célula infectada [30], [31].

Los expertos en subsistema inmune asesoran bien al gobierno: «tendrían que hacer algo con esa banda de delincuentes que no generan más que problemas» —cáncer—. Los inmunólogos no calumnian al organismo ni al individuo. Reconocen la responsabilidad de la mala gestión inmune y dejan libre al individuo.

Frente al cáncer, la ayuda exterior —terapias— trata de neutralizar las consecuencias del mal gobierno inmune, haciendo lo que el subsistema inmune no hace: eliminar células cancerosas. La oncología trata de paliar la inoperancia del subsistema inmune con fármacos —quimioterapia—, radiación —radioterapia— o cirugía, con los efectos colaterales inevitables de destruir también células sanas.

Es la estrategia tradicional, pero, en la actualidad, se investiga otra vía más interesante: recuperar el poder del subsistema inmune de eliminar células cancerosas —*inmunoterapia*—. No bombardear la ciudad amiga en la que se ha organizado una mafia, sino hacer que la policía de la ciudad actúe contra esa mafia, en vez de colaborar con ella. Ayudar, empoderar al sistema inmune. Recuperar su protagonismo, la sensatez, el buen juicio.

También monitoriza la calidad del trabajo de las células. Si ha detectado indicios de ineficacia celular, activa un programa de muerte y repone la célula eliminada con otra recién nacida, más eficiente. En ocasiones, evalúa como ineficientes o poco fiables a células sanas y las elimina poniendo en graves aprietos al organismo. Es el caso de las *enfermedades autoinmunes.*

Los expertos evalúan correctamente la situación. El subsistema inmune se ha vuelto loco. Le ha dado por eliminar las células de los glomérulos renales o las células pancreáticas que producen insulina. Hay que hacer algo para evitarlo. Hay que suprimir la actividad del subsistema —*inmunosupresores*—. A veces, es demasiado tarde. El subsistema ha dejado sin insulina al organismo y no queda más remedio que administrarla desde fuera.

Todos los días, el organismo contacta en la piel y mucosas respiratorias y digestivas con moléculas y gérmenes —bacterias, hongos, virus, parásitos—. Mientras no se demuestre lo contrario, todo ello puede resultar peligroso. El subsistema inmune establece qué es nocivo, irrelevante o, incluso, beneficioso y da el visto bueno para que esas moléculas y gérmenes puedan contactar con el organismo sin mayor problema o las cataloga como nocivas o inciertas y se encarga de evitarlas o neutralizarlas.

No siempre la evaluación de lo que es peligroso o no es correcta. El polen, algunos alimentos, el polvo doméstico… son evaluados como potencialmente nocivos y el subsistema inmune, con la colaboración del subsistema neuronal, activa respuestas inflamatorias defensivas innecesarias. Los inmunoexpertos etiquetan esa reacción errónea como *alergia*. Reconocen la chapuza inmune y tratan de minimizar su impacto con fármacos.

No existe el apartado de «síntomas sin explicación inmunológica». Las cosas están claras:

—Tiene usted cáncer. Su subsistema inmune no se ha enterado. Se la han dado con queso. Tendremos que atacar el tejido con armas letales y, por desgracia, habrá víctimas civiles.

Mal gobierno inmune. Iatrogenia por omisión.

—Estornudo mucho en primavera.

—Tiene usted una alergia al polen.

Todo bien explicado. Mal gobierno inmune. Iatrogenia.

—Veo doble y se me cae el párpado por las tardes.

—Tiene usted una miastenia. Su sistema inmune ataca absurdamente con anticuerpos los receptores de acetilcolina, necesarios para que su párpado y los músculos que mueven el ojo puedan hacerlo.

También todo aclarado. Mal gobierno inmune. Iatrogenia. En ningún caso parece que haya que registrar al individuo como responsable de los síntomas. No se le recomienda la visita al psicólogo o psiquiatra.

No hay síntomas inducidos por el mal gobierno inmune catalogados como «síntomas sin explicación médica». Sabemos lo que pasa. Hay un error evaluativo de amenaza y una acción peligrosa e innecesaria de protección. Otra cuestión es conocer toda la trama de la compleja biología molecular del subsistema inmune que da lugar al error.

Los investigadores hacen lo que pueden. Cada vez hay más datos.

¿Por qué el subsistema inmune no acaba con el virus? ¿Por qué es el propio subsistema inmune —o mejor, quizás, el sistema neuroinmune— el que está matando a los infectados por el coronavirus con una respuesta defensiva inflamatoria excesiva —«tormenta de citoquinas»—? No se conocen todos los datos moleculares, pero se reconoce que el propio organismo puede acabar con la vida en su afán protector (*iatrogenia*).

—*Lo que me ha contado del subsistema inmune tiene lógica. Tengo también alergia al polen de las gramíneas. ¿Comprendiendo el proceso del mal gobierno inmune se me va a curar?*

El subsistema inmune no genera conciencia y no es posible el diálogo abierto y directo entre uno y sus linfocitos. No eliminará el cáncer explicando a los centros de decisión inmunes que están protegiendo a células delincuentes, corruptas, criminales.

Tampoco le servirá de nada mantener una actitud positiva, guerrera. Podemos prevenir el cáncer con hábitos saludables y, cuando aparece, podemos recurrir a las terapias que los profesionales ofrecen, con resultado variable.

Las chapuzas del subsistema neuronal y la ayuda exterior de expertos

El subsistema defensivo neuronal no le va a la zaga al subsistema inmune a la hora de cometer errores, tanto por defecto como por exceso. No tienen las consecuencias dramáticas de los errores inmunes. No matan, pero incapacitan y atormentan. La red neuronal defensiva puede decretar estados de alerta-protección o de confinamiento injustificados. Los ciudadanos deben permanecer en sus casas, bajo amenazas de penalización si incumplen las normas. No les disparan cuando salen a la calle. Se limitan a multarles. Digamos que el subsistema neuronal es más civilizado, una policía sin armas.

Las especialidades neuronales —neurología, psicología, psiquiatría—, la ayuda exterior, deberían contemplar, tal como lo hace la inmunología, los problemas que plantea al organismo y al individuo el subsistema neuronal defensivo. Por ejemplo, los circuitos motivacionales —*sistema de recompensa*— promueven a menudo conductas de adicción a tóxicos, cuando deberían penalizarlas, e incluso promueven los hábitos contrarios: los protegen, como hace el subsistema inmune con las colonias de células cancerosas.

En los problemas de adicción, los expertos reconocen correctamente el error de los circuitos neuronales del *sistema de recompensa*. La frontera entre organismo y *yo consciente* no queda clara en este caso y siempre cabe un espacio de responsabilidad para el individuo, tanto para comprender cómo se llega a esa situación como para tratar de resolverla.

—Tendría que dejar de fumar. Su red neuronal quiere que encienda un pitillo tras otro. No le haga caso. El tabaco mata.

Las ganas de fumar o de comer en exceso son síntomas de lo que el organismo solicita. El requerimiento de fumar proviene de un bombardeo publicitario continuo. Las cajetillas avisan: ¡el tabaco mata! Pero la advertencia potencia aún más el deseo de fumar.

La información experta es correcta. El individuo consciente tendría que hablar con su organismo y conseguir eliminar el automatismo que incita a encender el cigarro y aspirar un humo tóxico.

No todos los síntomas nos dejan espacio para imponer nuestro deseo en ese diálogo:

—Tendría que moverme, ir a trabajar. No puedo perderme esa cena, pero el dolor y el cansancio me lo impiden.

Los síntomas emoticono del dolor y el cansancio lo ponen difícil. Si no hay justificación biológica para esa penalización, el subsistema neuronal defensivo tendría que autorizar y promover sus deseos, desactivar estados de alerta-protección que llevan innecesariamente a conductas de evitación, desánimo o hibernación —desmotivación al esfuerzo—, expresadas en la conciencia como «síntomas»: dolor, cansancio, ansiedad, falta de concentración, abatimiento… cuando no se da una situación que las justifica. La consulta al profesional debería aclarar el origen de los síntomas, endosando a la red neuronal las evaluaciones erróneas… y no al individuo.

—Tendríamos que convencer al subsistema neuronal defensivo-protector de que su actividad personal no sólo es inofensiva, sino que es necesaria para la salud. Tendría que promoverla y no penalizarla.

Suena demasiado extraño. Es una reflexión políticamente incorrecta, pero ajustada a la biología. En la adicción al tabaco, alcohol, etc., es evidente el impacto de la cultura —publicidad, imitación de modelos— que la industria tabacalera promueve.

Lógicamente, hay un conflicto entre las propuestas de los expertos en promoción de consumo de tabaco y alcohol y los expertos en salud. «Fume» —industria tabacalera— versus «deje el tabaco» —profesionales de la salud—. Este análisis debería aplicarse también al consumo de etiquetas diagnósticas y terapias en el capítulo de las «enfermedades sin explicación neurológica». Piense en la publicidad e imitación de modelos, en Farmaindustria y otras.

Los síntomas potencian ese consumo con la ayuda de los neuroexpertos.

—Padece migraña: una enfermedad genética misteriosa e irreversible. Tome precozmente el calmante. Llévelo siempre en el bolso.

Si el asunto no va bien, es la paciente la inculpada.

—Ha abusado de los calmantes. Se ha automedicado.

Volviendo a la metáfora del tabaco, los profesionales en esta cuestión son los que le facilitan con una receta los cigarrillos a la vez que le recomiendan que tiene que dejar de fumar.

En cierto sentido, los pacientes de «síntomas sin explicación médica» son consumidores de etiquetas diagnósticas y terapias, publicitadas por la actividad económica que acompaña, para bien y para mal, el mundo de la medicina.

En todo caso, los dos subsistemas operan en estrecha colaboración [32]. Ambos deben evaluar con incertidumbre el peligro y están expuestos al error:
- El **subsistema inmune** debe extraer información de la experiencia acumulada por el individuo en la interacción del organismo con el entorno. No aplica directamente la información recibida de boca de la cultura experta.
- El **subsistema neuronal** extrae también información de la interacción con el entorno, pero sus circuitos están abiertos, además, a la información recibida de los expertos. Sus decisiones estarán condicionadas a lo que esa información de neuroexpertos proclama.

—Me ha quedado claro lo del sistema neuroimmune. Realmente, sorprende que no pensemos en neuronas cuando hablamos de inmunidad. Supongo que a sus colegas no les hace mucha gracia lo que dice… Me sorprende también que no hable del cerebro. Donde usted dice subsistema neuronal otros dicen cerebro. ¿Cuál es la diferencia?

Ya hablaré de la opinión de mis colegas cuando llegue el momento. Respecto a lo del cerebro, creo que aun siendo una parte fundamental de la red neuronal, es eso: una parte. Es como si en lugar de hablar del aparato circulatorio nos refiriésemos sólo al corazón. Hay también arterias, capilares y venas, hematíes que llevan oxígeno, glucosa, mensajes…

Sigamos.

Si queremos completar el organigrama defensivo, podríamos imputar también al sistema endocrino, la compleja red de mensajeros —servicio de correos— que trasladan las órdenes (BOE) del alto mando neuroinmune a los tejidos encargados de ejecutar sus decisiones, y referirnos entonces al sistema *neuroinmunendocrino*.

Hay quienes reclaman implicar también al individuo —«psico»—, más o menos consciente, y promueven la disciplina de la *psiconeuroinmunoendocrinología*.

Siguiendo esta tendencia, podríamos añadir a los créditos de esta película a todos los órganos y tejidos que también aportan lo suyo hasta conformar una disciplina con un nombre inviable: *sociopsiconeuroinmunendocrinoosteoartromioentérico*-etc-logía …

Ciertamente, el organismo es un sistema complejo que integra múltiples componentes, también complejos. Nos centraremos, sin embargo, en el sistema neuroinmune y dejaremos en paz al individuo —psico—, que bastante tiene con sobrellevar la carga de los síntomas; a los mensajeros sistémicos —sistema endocrino— y a los tejidos, también víctimas potenciales de los errores —excesos y defectos— del sistema neuroinmune.

En definitiva, los *sapiens* (*ma non troppo*) tenemos un problema exclusivo y bien notable: nuestro sistema neuroinmune. Es el que calumnia al organismo y encarcela al individuo. Usted es inocente. La víctima del proceso kafkiano. En su lugar, sentemos en el banquillo de los acusados a su sistema neuroinmune.

Una buena noticia: los errores evaluativos del subsistema neuronal defensivo son reversibles. Atienden a razones, a información. Permiten la opinión del individuo consciente, el espectador interactivo.

—*¿Puedo decirle a mi sistema neuroinmune lo que tiene que hacer, que está equivocado? ¿Está usted seguro?*

Evidentemente, no es su mayordomo. No espera sus órdenes, pero puede aceptar o rechazar nueva información. En el espacio de la conciencia, usted puede intervenir de varias maneras en el proceso. La imaginación, la atención, la búsqueda de información, la aplicación de esa nueva información... son herramientas poderosas.

Sistema neuroinmune. El miedo a la libertad

El organismo es una sociedad celular y, tal como sucede en las sociedades de individuos, para bien y para mal, con excesos y defectos, existe la política, la justicia, la educación, la sanidad, las fuerzas de seguridad. No nos dan de comer, pero se ocupan de que no nos falte comida. Deberían proteger nuestra libertad, pero no siempre es así. Por el bien de la seguridad —por el bien común, eso dicen—, a veces nos la quitan.

El sistema neuroinmune debería también gestionar la libertad del individuo, promover el juego y exploración del entorno, necesarios para aprender a tomarle la medida, adquirir la habilidad de conseguir una buena relación de coste y beneficio, minimizando los riesgos y optimizando la funcionalidad. Sin embargo, esa interacción libre no está exenta de peligros, reales o imaginarios, y, en ocasiones, el sistema que debería promover la **búsqueda de novedad**, la exploración, aprecia amenaza y cambia al estado de **evitación de daño,** a la estrategia del confinamiento, pudiendo cometer excesos represivos.

Los padres y las madres son el sistema neuroinmune de los hijos. Evalúan amenazas, reales o imaginarias, y actúan, con y sin acierto, por defecto y por exceso. El niño debe ser niño: jugar, explorar minimizando el riesgo —para eso están sus progenitores-, pero sin comprometer la libertad necesaria para generar aprendizaje.

El caso es que el sistema neuroinmune debe evaluar muchos factores en cada escenario y actuar, con riesgo de equivocarse. A veces, promueve, motiva al individuo, cuando debería inmovilizarlo y, otras, lo inmoviliza cuando debería promoverlo-motivarlo. La clave del acierto está en la información disponible, el cálculo de probabilidades, las famosas curvas de infectados, fallecidos y recuperados con las que nos bombardean estos meses los medios de comunicación.

¿Animamos al individuo a salir a la calle y explorar libremente el entorno o le obligamos a guardar reposo vital —eso sí, garantizándole sustento, cobijo y amparo social—? No es fácil saber qué es lo correcto para los padres con sus hijos, para los expertos en esta pandemia vírica y viral, ni para el sistema neuroinmune en el contexto del daño incierto de cada día.

El sistema neuroinmune no es impecable, sino implacable. Puede equivocarse y, de hecho, se equivoca en muchas ocasiones, pero no siempre reconoce el error como tal, y actúa sin miramientos, aunque nos lleve a la catástrofe.

Otra particularidad interesante que sólo se aplica al subsistema neuronal: se comunica en la conciencia con el individuo a través de los síntomas —los «medios de comunicación del organismo»—

presionándole para que comparta reflexiones, emociones y decisiones. No es una consulta, sino una incitación a que actuemos de modo coherente con sus evaluaciones, con la narrativa del momento.

El subsistema inmune, los linfocitos, la médula ósea, el bazo, los ganglios linfáticos y el timo no generan conciencia. Su actividad es opaca para nosotros. No tenemos comunicación directa con ellos. Tampoco nos consultan ni les interesa lo que opinamos sobre sus decisiones. No interactuamos. Asistimos pasivamente a lo que hacen.

Los síntomas son la expresión en la conciencia de lo que en cada escenario-escena está evaluando el sistema neuroinmune, pero sólo la red neuronal tiene la capacidad de generarlos y establecer una línea de comunicación con el individuo. El picor, por ejemplo, es el modo en que el organismo, su sistema neuroinmune, a través del subsistema neuronal generador de la conciencia, presiona al individuo para que se rasque.

El Foro Internacional para el Estudio del Prurito (ISFI) lo define como una «sensación no placentera que **incita al rascado**», a veces con razón, para eliminar un parásito o un tóxico químico y, otras, sin él, con el resultado de inducir lesiones por el rascado, injustificadas, tal como sucede con la *dermatitis atópica* [33]. No es el individuo quien se pone el picor para rascarse. Tiene una relativa y complicada posibilidad de no obedecer, desoyendo la sugerencia de su sistema neuroinmune. Eso es todo.

Curiosamente, la definición de la Asociación Internacional para el Estudio del Dolor (IASP) no hace referencia a esa función del síntoma de promover una conducta:

> El dolor es una experiencia sensorial y emocional desagradable, asociada, o como la asociada a daño real o potencial de los tejidos

¿Qué sentido tiene el picor? Es obvio: que el individuo se rasque.

¿Cuál es el sentido del dolor? También es obvio, aunque no se contemple en la definición: que el individuo evite la actividad de una zona, justo lo contrario que el picor. En lugar de rascar: ¡no la toques! ¡No la muevas!

Tanto la decisión de rascarse o quedarse quieto no son acciones pasivas. El individuo decide y colabora con lo que el organismo solicita o decide lo contrario: no rascarse y moverse. Tampoco es el individuo quien se pone el dolor para no moverse o el picor para rascarse. Los dos aparecen en la conciencia.

¿Realmente existe algún motivo que justifique la solicitud de rascado o de inactividad por parte del sistema neuroinmune? Esa es la cuestión fundamental. No es el paciente quien tiene que contestar a la pregunta, sino el profesional. «Consulte a su médico», para descartar enfermedad real. Desconfíe de las etiquetas. Exija explicaciones biológicas.

El síntoma implica al individuo en la gestión de la seguridad del organismo, pero el individuo no entiende de organismo. Solamente sabe que siente picor y acude al profesional, a la información experta, para que le oriente en lo que debe hacer. Puede que este diálogo que sigue le resulte imposible, pero desde el punto de vista biológico, sería absolutamente correcto, racional.

—Me pica. ¿Cree usted que mi sistema neuroinmune tiene motivos para que yo acceda y me rasque, eliminando así el peligro de la piel? ¿Tengo algún parásito o tóxico químico externo o interno que deba eliminar?

—No, no tiene usted ninguna amenaza cutánea. No se rasque. Puede lesionarse la piel.

—Ya, pero me pica… ¿No puede usted hablar con mi sistema neuroinmune para que me devuelva la libertad cutánea?

Ningún otro sistema del organismo solicita abiertamente nuestra colaboración ni la del profesional, ni tiene que actuar desde la incertidumbre, expuesto al error, por exceso o por defecto. Ninguna otra especie dispone de información experta sobre organismo, para mal y para bien. Las demás actúan por instinto cuando tienen síntomas. No les ronronea la mente con cábalas diagnósticas ni terapéuticas.

El individuo consciente forma parte del organismo, es también un subsistema, al igual que el sistema de creencias sobre cuestiones de organismo que difunden los profesionales. Las creencias forman sistemas. Interaccionan entre ellas de modo altamente integrado, al servicio de objetivos comunes.

Tanto el individuo consciente como la cultura en la que está poderosamente integrado forman parte del organismo. No debemos aislar el organismo de lo que el individuo piensa, sufre y decide ni de lo que la cultura dice que debe pensar, afectarse o hacer. Tanto el individuo como la cultura pueden actuar desde el error y, de hecho, es así en muchos casos, pero es inevitable su implicación.

Hablaremos de todo ello con más detalle. Vuelvo a mi relato, que siempre me lío.

Me temo que he empezado el libro por el final. No tendría que haber hablado todavía del sistema neuroinmune, de sus aciertos y errores, pero no lo he podido evitar. No hay que contar el final de la película cuando no ha hecho más que empezar. Lo sé, pero tengo *ansiedad anticipatoria*. El sistema neuroinmune también la padece. Es un sistema predictivo que intenta anticiparse a la realidad, poniéndose siempre en lo peor (*sesgo de negatividad*).

—*Creo que lo he pillado. El organismo está gobernado. Hay comisiones de expertos. Hay partidos políticos, jueces, abogados, policías, ejército, delincuentes, justos que pagan por pecadores, medios de comunicación —perdón, miedos—. No es muy tranquilizador. Lo que no entiendo bien es qué pinto YO, la paciente. ¿Qué o quién soy?*

Lo que me propone tiene lógica. La teoría es sencilla: la culpa es del gobierno, de los asesores. Por un lado, me alegro de que sea así. Veo una posibilidad de acabar con el proceso, pero por otro, esa sencillez me genera ansiedad. Preferiría, quizás, que existiera otro modo de conseguirlo, más complicado.

La entiendo. Si espera terapias novedosas, se las ofrecerán. Estimulación electromagnética, neurofeedback, anticuerpos monoclonales para todo, ingeniería genética, microchips… es decir, soluciones externas. La solución está en su organismo, pero hay que trabajar la información, la intrahistoria, la narrativa…

—*Otra cosa: ¿por qué todo lo que me está contando es la primera vez que lo leo? Me resulta incomprensible que sea así. Si es cierto lo que he leído y voy a seguir leyendo, no entiendo por qué me han dicho justo lo contrario.*

Estamos ante un cambio de paradigmas, de conceptos básicos sobre el sistema neuroinmune. Los profesionales explican los síntomas desde sus propias convicciones. Yo tengo las mías, basadas en la biología. Cuando existe incertidumbre sobre la realidad, nos aferramos a las creencias. Cada una tiene las suyas y sostiene que son las verdaderas, las que tienen más evidencia científica. Nos gusta recibir interpretaciones de la realidad que refuerzan nuestras creencias. Cuando alguien intenta cambiarlas, reaccionamos a veces como si fuera un robo. Somos animales que cuentan su historia y sostienen que es la verdadera contra viento y marea.

La necesidad de justificarnos, de dar un sentido a lo que nos sucede, hace que aceptemos con facilidad historias ajenas que nos aportan la ilusión de comprender y controlar la realidad, para darnos luego el batacazo cuando vemos que no cumplen con las expectativas [34].

Voy con mi historia, mi narrativa como paciente con y sin enfermedad y como neurólogo empeñado en explicar lo inexplicado, pero, quizás, perfectamente explicable. Al fin y al cabo, hay películas que empiezan por el final y vuelven hacia atrás.

—*Tengo curiosidad por conocerle como paciente. Venga, presénteme a su sistema neuroinmune.*

Bueno… expaciente, si no le importa.

27 Mi intrahistoria profesional

Nací hace 74 años, el 4-4-46. El cuatro es mi número. Es un número azul. Tengo *sinestesia* y no puedo evitar asociar números y vocales con colores. La a es roja; la e, verde; la i, blanca; la o, azul y la u, amarilla. El 3 es verde; el cuatro, azul; el cinco, rojo. En mi armario predominan las prendas azules. El 4 impone mis gustos.

Como todo en esta vida, la sinestesia tiene sus ventajas y sus inconvenientes. Dicen que anima la creatividad, pero facilita que a uno se le vaya la olla [35]. En este artículo, curiosamente, estima una prevalencia de la sinestesia constitucional —no debida a tóxicos— en un 4,4 %. Otra vez el cuatro. El cielo es azul… si no está nublado.

—*Doctor… ¡el libro!*

Sí, perdón. Vamos allá.

Yo, de niño, quería ser músico, futbolista, matemático, ingeniero… o simplemente, por gregarismo, obrero, como muchos de mis compañeros del colegio. No pasaba por mi cabeza estudiar medicina, pero el azar contribuyó a que acabara siendo neurólogo.

—*¿Tú, médico? Pero si no puedes ver una gota de sangre …*— Mi madre tenía razón, pero…

Me licencié en medicina en la universidad de Valladolid, sin pena ni gloria. Me salté, por aburrimiento, disconformidad y pereza, la mayoría de las clases. En el instituto Ramiro de Maeztu de Vitoria, nos habían enseñado a pensar y esperaba que la universidad potenciara mi capacidad para razonar, pero sucedió justo lo contrario: «tomen apuntes y repitan como loritos lo que les hemos contado». Era un contrato no escrito.

Me fumé la mayoría de las clases, pero eso sí: visitaba la Librería Médica y compraba los libros que me parecían interesantes. Generalmente, los más gordos. Más tarde, aprendí a apreciar la virtud de los libros flacos. Como no iba a clase, no tenía apuntes y tenía dificultades para aprobar los exámenes escritos. Ponían preguntas que no comprendía.

Suspendí bastante en primera instancia. Gracias a mi amigo Santi, «el eibarrés», que sí acudía a clase, disponía de los odiosos y codiciados apuntes. Me los prestaba generosamente después del rosco rotundo del primer intento y así conseguía aprobar asignaturas en segunda convocatoria, con un 5-6/10 raspado. En los orales me defendía mejor, gracias a los libros que leía. Obtenía notables y algún sobresaliente.

A trancas y barrancas, pero cumpliendo con los plazos, me licencié.

De lo que oí en las pocas clases a las que asistí, me impactó la referencia del profesor de Ginecología Luis del Sol —«el persianas»— a Ignas Semmelweis y la epidemia de sepsis puerperal que provocaron los grandes obstetras del Hospital de Viena, llevando inadvertidamente «partículas de cadáver» —pus— en sus manos, de la sala de autopsias al canal de parto de las parturientas [36].

Aún no se conocían los microbios y no se tomaban precauciones de higiene. Los grandes clínicos del Hospital General de Viena se infectaban las manos con el material purulento del útero de las desdichadas parturientas en la sala de autopsias y pasaban, sin ninguna medida de asepsia, a la sala de partos, practicando tactos del canal de parto innecesarios y animando a los estudiantes a que hicieran lo mismo.

El doctor Semmelweis sospechó que eran esas manos las que mataban a las parturientas, porque si los partos los atendían matronas —que no hacían autopsias ni prácticas con estudiantes—, la mortalidad era normal. Prohibió los tactos en el parto a sus estudiantes y exigió el lavado de manos previo. La mortalidad descendió a las cifras normales, pero no consiguió convencer a los grandes de que sus manos eran el problema.

Ya lo advirtió el sabio Voltaire: «es peligroso tener razón en materias en las que las autoridades establecidas están equivocadas».

También me quedó grabada la advertencia emocionada de Ernesto Sánchez Villares, catedrático de Pediatría, sobre la utilización de los corticoides, en la última clase del curso. «Van a disponer de armas muy peligrosas. Aprendan a utilizarlas».

Salí de la facultad convencido de mi ignorancia y con el miedo a generar más perjuicio que beneficio. Ejercer la medicina era potencialmente peligroso para los pacientes. Yo podía ser un peligro. *Primum non nocere*. Iatrogenia —crear daño cuando deberíamos hacer lo contrario—.

Tras un año de prácticas —«el rotatorio»— en el Hospital de Santiago de Vitoria, su director me gestionó una estancia como oyente en el servicio de neurología del Hospital de San Pablo, de Barcelona. Conseguí allí una plaza de residente y completé cinco años de formación entre San Pablo y el Hospital de Bellvitge, en la más estricta obediencia a la ortodoxia, a las guías de buena práctica clínica que marcaban los grandes expertos.

De allí me vine para Vitoria como único neurólogo del Hospital de Santiago, teniendo que decidir —solo ante el peligro y sin la ayuda de la actual tecnología de imagen— sobre diagnósticos y terapias, acompañado siempre de mis síntomas, mi ignorancia, mi arrogancia de novato muy leído y poco experimentado y la zozobra de la incertidumbre.

Eran tiempos de cambio para la neurología, una especialidad joven, emergente. Nos tocó a los de mi generación hacer la transición de la atención hospitalaria tradicional a la moderna. No había más remedio que ser autodidacta, con la ayuda de la biblioteca y los relatos de los pacientes.

Recuerdo un libro de enfermedades musculares, cuyo autor ya no recuerdo. Comenzaba con un buen consejo: «*Doctor: escuche a sus pacientes. Intentan desesperadamente contarle lo que les pasa*».

Creo que cumplí con el consejo. Dedicaba mucho tiempo a la historia clínica y la exploración, así como a la información a paciente y familiares. Les contaba mi película, ajustada a la versión oficial ortodoxa. Estaba convencido de que era la única verdadera, la más fundamentada por la ciencia.

28 De la década del cerebro al conectoma

El presidente norteamericano George Bush declaró la década que se abría en el año 1990 como la «década del cerebro». Su objetivo era el estudio de las enfermedades neurodegenerativas, como el Alzheimer o el Parkinson, con el objetivo de descubrir tratamientos eficaces. Se destinaron cuantiosos fondos para la investigación, pero se dejó de lado al cerebro sano. Esa cuestión interesaba a los investigadores de la inteligencia artificial, a ingenieros dedicados a la robótica, el big data, las redes neuronales, el aprendizaje, predicción…

Yo ya estaba invadido por un ronroneo continuo de preguntas, básicamente sobre el mareo —lo padecía—, el alcoholismo crónico y el déficit de vitamina B1, los receptores NMDA de glutamato, la potenciación a largo plazo, el *kindling*, el aprendizaje, la emoción, la depresión y otras cuestiones.

A mediados de los 80, estuve interesado en promover en el hospital una unidad del dolor a cargo de neurología. Invité al Dr. Luis Madrid Arias, impulsor en España de estas unidades, creadas en EEUU por el profesor Bonica. Por aquel entonces, pensaba que la buena práctica respecto al dolor consistía en la utilización juiciosa de fármacos, siguiendo la escala de la OMS, complementada con técnicas emergentes invasivas. No había que temer a la morfina. Había que utilizarla si el dolor lo exigía. Podíamos y debíamos eliminar el dolor. Era un derecho reconocido por la OMS. Lo único que lo impedía era la mentalidad judeocristiana de sublimar el dolor y el miedo injustificado a generar una dependencia a los opiáceos. Remilgos. La ciencia aportaba soluciones, pero había inercias del pasado que privaban a los pacientes del alivio completo. Estaba convencido de que era así, porque así lo decían los sabios del momento.

No era consciente de la diferencia entre dolor asociado a destrucción de tejido —cirugía, cáncer— y dolor sin daño. Pensaba que el dolor se afrontaba siempre con fármacos y que, si no se obtenía el alivio esperado, habría que recurrir a los psicólogos. Si la morfina no eliminaba el dolor era porque la actitud psicológica del paciente lo impedía. La dirección decidió abrir la unidad, pero a cargo del servicio de anestesia y me olvidé un poco del tema del dolor... de momento.

Poco a poco, fui siendo consciente de que mis convicciones hacían agua. Algo no iba bien. Se estaba cocinando la falta de confianza en la ortodoxia, la «ciencia normalizada» en muchos temas (Thomas Kuhn). Eran tiempos de «ciencia revolucionaria», heterodoxa. Algo no hacíamos bien. Las explicaciones habituales no me convencían. Tenía que haber otros paradigmas por descubrir.

Se presentaron en sociedad las etiquetas de «fibromialgia» y «encefalomielitis miálgica» —«síndrome de fatiga crónica»—. Fui consciente de que se estaba gestando algo importante, misterioso, mal explicado, mal comprendido y atendido, pero que hacía estragos en la población.

Todavía creía en la etiqueta *migraña* y la consideraba como una enfermedad genética bien explicada, tal como lo proclamaban las revistas más prestigiosas de neurología. Confiaba en la eficacia de los fármacos, aceptaba la simplicidad de la teoría vascular y desconfiaba de la actitud de los pacientes.

En el año 1990 surgieron los triptanes. La «década de la migraña» también tuvo su momento solemne de proclamación:

—¡¡¡Para el 2000 ya no habrá migraña!!! ¡¡¡Por primera vez, un antídoto específico para la migraña!!!

Apenas llegué a utilizarlos. Ya estaba bastante cocinado el cambio de mis convicciones.

Eso pre-dijeron los titulares de los miedos —perdón, medios— de comunicación. No fue así. Hay más migraña ahora y, probablemente, habrá más en el futuro. Lo mismo sucede con el dolor «musculoesquelético» [37].

Cuando podía, visitaba a mis amigos de Barcelona, del Hospital. Ya estaba inmerso en mis nuevas conjeturas y las comentaba con ellos, especialmente con Jordi Montero, que me apoyó decididamente en mis primeras andanzas heterodoxas. El doctor Montero me dio la oportunidad de presentar mis propuestas en diversos congresos de neurología, con éxito escaso. Calculo que estábamos a mediados de los 90. Mi amigo Manuel Guadarrama, un internista que compartió conmigo los años de residente en el Hospital de Bellvitge, puso en mis manos un par de libros de Stephen Jay Gould: *Ocho cerditos. Reflexiones sobre historia natural* y *La vida maravillosa*. Incomprensiblemente, no tenía ni idea de la evolución. Me sonaba eso de que el ser humano procede del mono y veía la caricatura de Darwin en la famosa botella de anís del mono. Tras leer los libros, corregí el error. No descendemos del mono, sino que compartimos un antecesor común con él. Hablé del libro con mi compañero de servicio Antón Digón y descubrí en él a un profundo conocedor de Darwin y a un erudito extraordinario, con el que pude compartir en adelante lecturas sobre buena biología, filosofía y neurociencia. No había día en el que no conversáramos sobre algo de lo que aparece en el libro. Aprendí mucho de él y aquí dejo constancia de mi agradecimiento.

Me interesé en comprender evolutivamente la deriva de los *sapiens* médicos. Manuel me sugirió, conociendo mi afición a la música, lo de *sapiens (ma non troppo)*.

Puede que a los pacientes con síntomas sin explicación médica les vaya mal porque no hacen lo que se les dice. No obedecen los consejos ni toman la medicación como se les indicó. Es la versión oficial. Puede, también, que el amo, la cultura experta, sea la responsable. Al menos, es una hipótesis plausible para considerar.

Puede que ahí empezara todo el proceso de cambio. Creo que a caballo de los 80 y los 90.

En 2003 se completó el estudio del genoma humano, el libro de la vida, que prometió terapias a la carta, «medicina de precisión, de cuarta generación». Cada paciente dispondría de una surtida oferta de fármacos, selectivos para su dotación genética, la medicina de precisión... La genética de la migraña sería desvelada en cada individuo y, previa presentación de la tarjeta genómica, se proveería en la farmacia futurista el fármaco individualizado más preciso para los genes migrañosos de cada paciente, complementado con una guía de lo que el paciente debería evitar, cómo construir un entorno también individualizado.

El entusiasmo inicial se enfrió, más adelante, a medida que se avanzaba en el conocimiento del genoma, sugiriendo que todo era más complejo de lo que se había pensado. El llamado «genoma basura», una especie de vertedero inútil de nuestros cromosomas resultó no tener desperdicio.

Además de los genes, estaba el citoplasma, el espacio extracelular y el peripersonal, complicándolo todo. En cada rasgo intervenían muchos genes que interactuaban de modo complejo (interactoma) para expresarse y, además, estaba la no menos compleja interacción con el entorno (ambientoma). El cerebro de la célula no estaba en el núcleo, sino en la membrana, la frontera entre el interior y el exterior.

El genoma no explicaba más que una pequeña parte de la complejidad de la red neuronal, centrada en el cerebro. Lo importante no era sólo el gen y su expresión, la interacción con el ambiente, sino cómo se iban estableciendo conexiones entre las neuronas en función de una interacción compleja de genes y los factores extranucleares que condicionaban su expresión. El disco duro y el blando. Surgió el interés por el conectoma.

Las neuronas, sus circuitos, las redes, los sistemas complejos, la inteligencia artificial, la cibernética y la robótica, el caos, los atractores, la conciencia, el aprendizaje, la comunicación intra e intercelular, la teoría de la información de Shannon… la inferencia bayesiana. Emergía un universo para mí desconocido.

Había una cuestión que me interesó ya en los primeros años: el efecto placebo. Gran parte del beneficio que atribuíamos al fármaco dependía, quizás, de las expectativas y creencias. Se empezó a hablar e investigar sobre ello. Hay estudios con placebo que sugieren que la adherencia al tratamiento reduce la mortalidad [38].

La docilidad a lo establecido puede ser una buena estrategia de supervivencia. *Sapiens* (*m.n.t.*) es, al fin y al cabo, un animal domesticado por la cultura. La docilidad, en este contexto, es una virtud si disponemos de un buen amo, una buena cultura.

¿Cómo podía ser que, contando una historia falsa al paciente, los síntomas desaparecieran? ¿Por qué los investigadores y los clínicos no se hacían las preguntas adecuadas?

Todo empezó hace ya 75 años en el útero de mi madre. Somos un proceso en desarrollo, una historia.

La vida es movimiento, ya desde su comienzo.

En el principio fue la acción (*Fausto*, Goethe)

Pero puede que, luego, el verbo lo complicara todo…

PARTE II: MI INTRAHISTORIA COMO PACIENTE

29 En el limbo uterino

El organismo es un complejo conjunto de procesos, desplegados a lo largo del tiempo. El proceso kafkiano únicamente será comprensible y resuelto si dejamos de pensar en cosas —moléculas, fármacos, etiquetas, genes— y lo hacemos en procesos en desarrollo, complejos sistemas compuestos por cosas, a su vez, complejas. Es decir, pensemos en biología [39].

Vine al mundo del útero de mi madre alrededor de julio de 1945, en el formato inicial de *zigoto*, un óvulo fecundado, tras superar con éxito un complejo proceso de selección y fusión del espermatozoide ganador de mi padre con un exigente óvulo de mi madre.

El genoma de todas y cada una de mis futuras células contendría lo aprendido en 4.100 miles de millones de años de evolución, desde el nacimiento de LUCA (*Last Universal Common Antecesor*, el pariente común de todo bicho viviente) hasta el preciso instante en el que se produjo la fusión de los gametos que generosa y amorosamente aportaron mis padres.

En el internado uterino, la bioimpresora 3D maternal obró una vez más el milagro de habilitar un nuevo proyecto *sapiens*, dando sustancia y forma a la información contenida en mis recién estrenados genes.

Todos mis órganos, aparatos y sistemas se desarrollaron según los planos de mi exclusivo genoma. Bueno, no tan exclusivo: compartía un 50% con el de la mosca de la fruta, un 98% con el de un chimpancé y un 99,8% con cualquier otro *sapiens*. En ese insignificante 0,2 % estaban las claves de mi exclusividad genética en el momento de iniciar mi, esa sí, exclusiva andadura.

Todo influiría de modo complejo e impredecible, mi 0,2 % exclusivo y el 99,8% compartido de mi genoma con los demás *sapiens*. Pero este libro no va de genes, sino de narrativas, intrahistorias, aprendizaje, procesos. La genética tiene siempre su peso, pero no es la única protagonista de la historia.

A partir del nacimiento, tendría que adaptarme a un entorno variable e incierto, tratando de cumplir con el mandato biológico de sobrevivir y pasar mi cuota genética a otros. Para conseguirlo, mi sistema neuroimmune desplegó todos los recursos seleccionados en esos insignificantes 4.100 millones de años, guardados en el núcleo de todas y cada una de mis células por todos mis antecesores.

Hasta el momento, he cumplido con mis compromisos biológicos, conmigo y con la especie. Sigo vivo y aporté mi 0,2% a seis nuevos *sapiens*, quienes a su vez han aportado su 0,2 % de singularidad genética a seis nietos, dos nietas y otra que viene en camino.

Lamentablemente, la iatrogenia médica acabó con la vida de nuestro hijo Jon, apenas había iniciado su andadura (1 año). Un catéter venoso innecesario provocó una sepsis que pasó desapercibida hasta que ya fue demasiado tarde.

30 ¡Hala, a la calle a jugar!

Dentro del útero no se estaba mal, supongo. Era un entorno seguro, con sustento, amparo y cobijo garantizados, aséptico, oscuro, sin más sonidos que los de mi madre, sin malos olores ni sabores extraños.

No sé si quería ir al exterior por mi instinto explorador, *buscador de novedad* en entorno incierto, o quería seguir dentro por el instinto contrario: la *evitación de daño* en entorno garantista, sin incertidumbre. Puede que el organismo de mi madre decidiera librarse de mí y me expulsara del limbo uterino, quizás por curiosidad por conocerme o, simplemente, porque mi cabeza ya tenía un tamaño considerable, a punto de superar el diámetro pélvico.

Todavía no sabía lo que me iba a encontrar al salir, pero en esos nueve meses de vida plácida, mis neuronas construyeron a ritmo frenético muchos circuitos básicos: *reflejo de prensión* para coger todo lo que contactara con mi mano, *reflejo de succión* para chupar de todos los botes al alcance, *reflejo de sobresalto* ante estímulos inesperados (*reflejo de Moro*), un reflejo que estuvo a punto de acabar con mi vida en la piscina de mi pueblo. Al nacer, podría dar pasos si me sujetaban para aliviar el peso y me apoyaban los pies en el suelo. Era un muñeco sofisticado preparado para llorar, andar, chupar, hacer pis y cacas y regurgitar.

No lo recuerdo tampoco, pero quizás soñaba, construía ya una historia del proceso de mi interacción con el mundo. Hubo también aburrimiento en el útero, bostezos [40].

Por lo que contó mi madre, el parto fue complicado, doloroso, quizás por mi exceso de peso.

—Eras un niño muy «hermoso».
La explicación era otra. En la familia había genes prodiabéticos.
Según los aguafiestas de los físicos, ahí afuera no hay más que materia —partículas integradas en el átomo por poderosas fuerzas físicas—, sociedades de átomos —moléculas—, energías diversas, —térmica, mecánica, química—, campos gravitatorio y electromagnético, luz solar absorbida y reflejada por la materia, tiempo-espacio, vibraciones sutiles del aire, generadas por la colisión de la materia entre sí, moléculas de todo tipo —volátiles y no volátiles— y, sobre todo, **información**, mucha información, el componente fundamental de la vida. Mi sistema neuroinmune tendría que hacerse con ella para complementar la acumulada a lo largo de la evolución —¡4.100 millones de años!— y guardada en el genoma (*componente informativo congénito*) y poder seguir vivo.
En poco tiempo, aprendí a reconocer la voz de mi madre, «sonidos» del idioma que hablaban a mi alrededor... Acoplé el reflejo de prensión con el de succión, consiguiendo llevar todo lo que tocaba a la boca, cada vez con más criterio.
A medida que mis circuitos extraían información, detectando patrones, regularidades, sorpresas, beneficio o perjuicio, empecé a ver, oír, oler, degustar, sentir el tacto amigable, el desagrado —dolor— de heridas, contusiones, infecciones, quemaduras... Primero gateando y, más tarde, con pasos torpes y cómicos, amplié el universo de exploración, de búsqueda de novedad, con el miedo en los talones, solicitando siempre la ayuda de quien me cuidara.
Exploré lo que me permitieron, repitiendo una y otra vez las pautas exploratorias congénitas y aprendidas, practicando con todos los objetos que se ponían a mi alcance, para tomarles la medida y evaluar el potencial perjuicio-beneficio. No podía evitarlo. Error-ensayo-error, error-ensayo-acierto, acierto-ensayo-error y acierto-ensayo-acierto. Toqué y chupé todo lo que pillaba. Era el juego exploratorio de la vida, lleno de incertidumbre.

Aprendí a sujetar la cabeza y girar el cuello para no perder de vista lo que me interesaba, a sentarme para manipular con libertad, gatear y, por fin, ponerme en pie y caminar. En el exterior, había otras personas y objetos móviles que me confundían, pero poco a poco fui diferenciando si me movía yo o los demás.

Afortunadamente, tenía la ayuda de algún cuidador que me iba diciendo lo que había que hacer o evitar, y modelos ajenos de conducta que mi cerebro copiaba y comparaba con los propios, para imitarlos con una torpeza que iría disolviéndose.

Mi sistema neuroinmune codificaba, con el juego, las consecuencias de la interacción exploradora de mi organismo con el entorno —acciones con sus efectos sensoriales, impacto emocional, costes y beneficios—. Poco a poco, fue construyendo una representación interna del mundo, desde la perspectiva de mi interacción, la observación de la conducta ajena y la instrucción de mis cuidadores, con sus cuentos fantásticos de personajes inverosímiles. Me lo tragué todo.

Cuando empecé a ver, oír, oler y degustar la comida, ingenuamente pensaba que en el exterior había imágenes, sonidos, olores y sabores y que mis sentidos los detectaban, gracias a los sensores correspondientes. Caí en la trampa de dar por sentado que todo lo que veía, oía, olía, palpaba y degustaba estaba ahí fuera y que lo que no captaban mis sentidos —unicornios, Reyes Magos, gnomos, hadas, ogros y otros— era tan real como la vida misma.

Mi capacidad para extraer información de los datos era muy limitada. Estaban ahí, pero no era capaz de sacar conclusiones. Por ejemplo, había mujeres con un abdomen que se iba abombando de forma llamativa en nueve meses y que, por encanto, se desinflaban, coincidiendo con la aparición de un niño nuevo por allí. Ni siquiera me planteé en serio la cuestión del origen de la nueva vida, mi origen. Si lo hice, imagino que me contaron cualquier historia inverosímil. Me suena alguna de cigüeñas que me trajeron desde París. Por supuesto, me la creí.

A pesar de las apariencias, he sabido, al cabo de muchos años, que los físicos tienen razón: en el exterior no había ni hay imágenes, sonidos, olores, texturas ni sabores ni, por supuesto, unicornios y demás, sino que todo ello lo construía mi red de neuronas, mi cerebro soñador, integrando múltiples procesos. Tampoco había migrañas, fibromialgias, dolores crónicos ni otras penurias en mi interior, sino complejos procesos cuyo único objetivo era el de proteger la integridad física del organismo y la aceptación social. Dejar de creer en ellas me llevó más tiempo que la cuestión de las cigüeñas parisinas.

Vivir es resolver problemas, dijo Karl Popper, pero para ello necesitamos capacidad para extraer información, aprender a predecir, anticiparnos a los hechos para ganar tiempo y que esos hechos nos pillen preparados. Aprendemos a saber, a fuerza de experiencia que, si sucede A, entonces —probablemente— sucederá B. Fundamental.

En sus famosos experimentos con los perros, el neurofisiólogo y premio Nobel ruso Ivan Pavlov estudiaba la salivación ante distintas situaciones. Lógicamente, si les ofrecía la comida, se producía la salivación. Si hacía sonar una campana, no aparecía ni gota de saliva por la cánula, pero… si tocaba una campana repetidamente poco antes de presentarles la comida, después de varios ensayos campana-al instante-comida, bastaba hacer sonar la campana para que el perro salivara, aun cuando luego no le sirvieran comida. Claro, los perros no son tontos. Si se repetía la jugada con campana sin comida, la campana perdía su poder salivatorio. La respuesta condicionada a que después llegara la comida se evaporaba. El acoplamiento de sonido de campana y comida contenía **información**: si oyes la campana, llegará al instante la comida: ya puedes salivar (*reflejo condicionado clásico*) cuando oigas la campana.

La **información** no está contenida ni en la campana ni en la comida, sino en el acoplamiento repetido de los dos estímulos —

auditivo y ocular— en el tiempo, más la información interna de la entrada de la comida y su aportación nutricia beneficiosa. El sonido de la campana no es un estímulo salivatorio si no está condicionado.

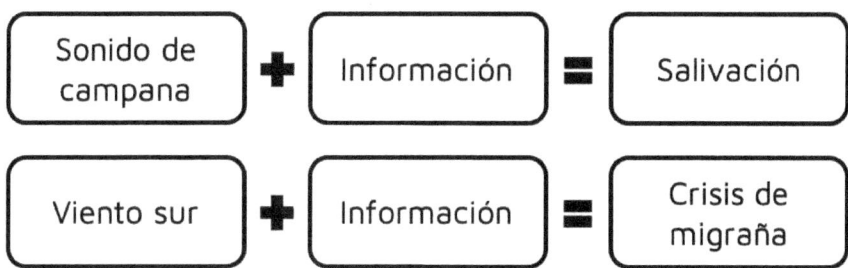

Ilustración 13. El sonido de la campana no es un estímulo salivatorio si no está condicionado por la información.

Si mis acciones generaban un efecto positivo, mi organismo las memorizaba para exigirlas en ese escenario, impulsado por la predicción de la misma recompensa —*refuerzo positivo*—. El director del colegio trataba de potenciar la «buena conducta» entregando en un acto solemne mensual una miserable barra de regaliz a los mejores de la clase, en presencia de los demás compañeros —refuerzo social o quizás reprobación de los compañeros por «empollón»— para potenciar la conducta estudiosa.

Si mi conducta generaba un efecto desagradable, memorizaba la secuencia para evitarla en el futuro —*refuerzo negativo*—. Los frailes —unos más que otros— nos daban reglazos en los dedos si nos portábamos mal —según su criterio—. Mi conducta iba, así, condicionándose al apareamiento de estímulos (*reflejo condicionado clásico*) y al del estímulo con el resultado neto, positivo o negativo (*condicionamiento operante, instrumental*).

Todo lo que hacía era observado por mi madre y contaba con su aprobación o reprobación. Si algo iba mal, berreaba y esperaba su ayuda. Poco a poco, a mis acciones exploradoras se iba acoplando el lenguaje, un recurso que simplificaba todos los procesos y permitía evitar peligrosas exploraciones.

—¡Bájate de ahí, que te vas a caer y a abrir la cabeza!
—¡*Amá*, la merienda! Tengo hambre.

Mis cuidadores me iban señalando el buen y el mal camino, lo que debía hacerse o evitarse (*cognición social*), haciendo a veces lo que predicaban y, otras, lo contrario.

Si me hubieran echado a una piscina recién nacido, habría flotado y nadado a mi manera. No me dieron esa oportunidad, sino que me educaron en el temor al ahogamiento. En la piscina de la Unión Cerrajera, me bañaba en las «aguas pequeñas» y me acercaba a «las grandes» agarrado al borde. Un imbécil saltó cerca y mi reflejo de sobresalto me hizo soltar el agarre. No fui capaz de recuperarlo. Ya me había resignado a partir para el otro mundo. Recé por si acaso el «Señor mío Jesucristo, Dios y hombre verdadero…» para dejar constancia de mi contrición respecto a algún pecado descuidado y, en ese momento, los poderosos brazos de Eugenio Arregui, defensa central de la Juventud Deportiva Mondragón, me devolvieron a la superficie.

Nací sabiendo flotar-nadar. Me enseñaron a temer al agua y luego tuve que recuperar la flotabilidad perdida por mi cuenta. Aprender-desaprender.

Sapiens (ma non troppo).

Mi madre me compró un objeto extraño, un flotador —esta vez verde— y, tras un año sin asomarme a la piscina, volví al agua con la ortesis flotativa.

El lenguaje aceleró el proceso de aprendizaje: el saber lo que debía evitar o adquirir, por la cuenta que me traía.

—No comas esa porquería —chuches—, que te va a sentar mal.
—¡Los Reyes Magos te van a traer carbón!

El registro común en mis circuitos asignó a cada acción, en cada escenario, un significado, un valor —refuerzo positivo o negativo— y una consecuencia sensorial previsible.

Si quería decir «A», una copia de la orden motora (*copia eferente*) llegaba al área del cerebro que recibe la información sensorial. Las cuerdas vocales harían vibrar el aire a una determinada frecuencia y mis oídos detectarían esas vibraciones con los correspondientes armónicos. En unos milisegundos, mi cerebro sensorial, ya informado por esa copia de la orden, compararía la predicción con los datos *aferentes*. *Aferente* es algo que entra al sistema. *Eferente,* que sale. En este caso, la copia de una orden motora.

—He dado la orden de decir A. Te llegará el «sonido» A, mi «sonido» en unos milisegundos al área de recepción acústica.

—OK. Han llegado los sonidos que tengo archivados para cuando das la orden A.

Así, mis circuitos neuronales sabían que el «sonido» A provenía de una orden propia. Un centro comparador analizaba si la información sensorial entrante, real, coincidía con la anticipada. Si oía la A anticipada, sabía que era mi A [41].

—*Perdone que le interrumpa, doctor. No he entendido muy bien eso de la copia eferente.*

No se preocupe. Me llevó mi tiempo interiorizar el proceso hasta que capté su sencillez e importancia. Se lo explico con otra metáfora, la del dinero.

Usted ingresa 500 euros en su cuenta. El sistema recibe la información de esa operación. Es la copia eferente: ha ingresado 500 euros. Con esa información que usted se ha dado sabe que, como consecuencia, su cuenta reflejará un aumento de 500 euros. Todo correcto. A otra cosa. Si el ingreso lo hace otra persona, usted no sabrá que se ha efectuado hasta que se refleje en la cuenta: «le han ingresado 500 euros». Recibe información de un acto ajeno.

Normalmente, el sistema filtra las consecuencias sensoriales conocidas de las acciones propias, pero sólo si son irrelevantes, inofensivas. Si opera una evaluación de amenaza, sucede lo contrario. Las considera relevantes.

—*Lo entiendo con el ejemplo, pero no veo la utilidad de conocer ese concepto. ¿Cómo afecta eso de la copia a que sienta dolor o no lo sienta, por ejemplo, en mi columna (perdón, eje vertebrado lumbar)?*

Cuando el subsistema neuronal está en modo normal y usted se va a levantar de la silla, esa acción generará unas consecuencias sensoriales: los sensores mecánicos de las articulaciones y músculos enviarán las señales correspondientes, una vez ejecutada la acción, anticipadas por la copia eferente. Usted no notará nada, ya que no ha pasado nada. No ha habido ninguna consecuencia negativa de la acción. Sin embargo, si el subsistema neuronal está en alerta-protección respecto a la zona lumbar, porque esa acción generalmente está bajo sospecha, ya no filtrará las señales de los sensores articulares y musculares. Actuará como si la acción de levantarse fuera peligrosa y en la conciencia aparecerá el quale «dolor», simplemente porque levantarse está evaluado como amenazante y usted se ha levantado. La aparición del dolor actuará como una profecía autocumplida (*sesgo de confirmación*). En este caso, la copia no anticipa las consecuencias sensoriales de los tejidos, sino el contenido de la conciencia, el dolor.

1) Quiere levantarse
2) Peligro
3) Se levanta
4) En la conciencia aparecerá, previsiblemente, dolor
5) Ha aparecido dolor
6) Profecía cumplida

El proceso tendría que haber sido:
1) Quiere levantarse
2) No hay problema
3) Llegarán los datos sensoriales habituales
4) Han llegado. Ninguna señal de daño
5) En la conciencia no dolor
6) Profecía autocumplida

El organismo es silencioso. Cuando levantamos el brazo, no tenemos sensación de esfuerzo si no lo hacemos con un objeto pesado. Sin embargo, hemos levantado varios kilos —los del brazo—. La acción está autorizada y no contiene una evaluación de amenaza. El peso propio no se siente como tal peso. Si quiere levantar el brazo relajado de otra persona, notará el esfuerzo, el peso.

Pruebe a explicárselo a otra persona. Es el mejor modo de consolidar un concepto novedoso.

Las copias abundan en el sistema neuroinmune. Es fundamental que todo se sepa para integrar la información disponible en todos los componentes.

Se iba construyendo, de ese modo, la idea del YO agente, parcialmente expresada en la conciencia, un misterioso espacio en el que el organismo se muestra ante el individuo, proponiéndole conductas, ideas, impacto emocional, compartiendo así la información que opera en el sistema en cada momento. No sabría decir cuándo empezó a aflorar en la conciencia ese yo incipiente. Supongo que hacia los tres o cuatro años y lo hizo con mucho vigor demandante y un exceso de atribución. Pensaba —supongo— que el mundo giraba en torno a un YO amparado por supermanes varios. No tenía ningún primo de Zumosol a mano.

—A que se lo digo a mi padre…

—A que se lo digo a Dios…

Mi subsistema inmune, a la vez, iba tomando nota de las moléculas naturales y artificiales que contactaban con la piel y mucosas, provenientes del mundo natural y artificial y las pertenecientes a las propias células, construyendo así una idea complementaria del YO y el no YO. El Yo nocivo y el inofensivo. ¿Peligro, no peligro? ¿Gérmenes inofensivos o incluso colaboradores o patógenos? ¿Células fiables, eficientes o cancerosas, seniles o disfuncionales?

Todavía no recuerdo las visitas al médico. Era mi madre la que consultaba y actuaba según sus consejos.

31 Llanto inconsolable

Muchos recién nacidos se ponen a llorar sin consuelo y sin causa aparente en los primeros meses de vida. No recuerdo si fue así en mi caso. No me contó nada mi madre al respecto. Decía que era un niño «muy bueno».

He leído que ese llanto que desquicia puede ser debido a intolerancias a la lactosa, o quizás a que el mamón succiona el pecho con mucha ansiedad o mala técnica, tragando mucho aire. Ese aire distiende las tripas y, hasta que no se expulsa, no cesa el berreo.

Puede que esos niños no sientan dolor en ese momento, pero, al parecer, tienen más probabilidad de padecer migraña en el futuro [42]. La narrativa inicia su andadura desde los primeros meses. Vivir es aprender. El proceso kafkiano puede estar dando también sus primeros pasos…

Volveremos sobre esa cuestión, pero es un dato para tener en cuenta. Ya desde los primeros meses puede estar seleccionándose —aprendiéndose— el modo hipervigilante, analítico y sensible de estar en el mundo, que generará más adelante lo que los neurólogos denominan «migraña». El subsistema neuronal va construyendo las escenas y personajes de su película.

32 Sistema neuroinmune congénito y adquirido

Mis centros de procesamiento de datos del sistema neuroinmune disponían, ya al nacer, de un catálogo de moléculas señal que permitían identificar a muchos microrganismos nocivos y células malignas (subsistema inmune), así como estados de energía mecánica, térmica y química peligrosos (subsistema nervioso). Cuando detectaban las señales de nocividad, respondían de modo reflejo sin pensárselo dos veces.

En el componente informativo congénito del sistema neuroinmune, se cumple el esquema del sistema defensivo reactivo. Detecta estados y agentes nocivos y responde reflejamente. Si las células vigilantes inmunes detectan un bicho catalogado como malo, proceden a eliminarlo. Si pinchamos la mano de un recién nacido, la retira, acompañada de llanto. Dicen que el bebé no siente dolor, aunque berree. Habría que preguntárselo. Lo cierto es que, sienta o no dolor, sus circuitos neuronales memorizan la agresión y el dolor del futuro estará influido por experiencias nocivas previas.

La idea de perforar las orejas de las recién nacidas porque no sienten dolor es arbitraria. No sabemos si lo sienten, pero, con toda seguridad, sus circuitos guardan alguna memoria de cara al futuro [43], [44].

No todos los agentes biológicos nocivos y estados de energía potencialmente peligrosa están catalogados en el componente informativo congénito del sistema neuroinmune, pero venimos al mundo con el instinto del aprendizaje. Aprenderemos del error y del acierto, aunque no siempre acertemos a la hora de evaluar si hemos fallado o acertado. El catálogo informativo congénito de lo amenazante se irá completando con la interacción con el entorno, pero el *componente informativo adquirido* —aprendido— no será tan fiable como el componente congénito. La experiencia de unos años no puede tener la misma garantía que la de 4.100 millones. Ni estará todo lo que es peligroso, ni será peligroso todo lo que está catalogado como tal.

33 La buena y la mala muerte

La aparente estabilidad del organismo contiene, en realidad, una continua maraña de complejos procesos que renuevan todos los componentes celulares. Cada célula del organismo tiene la vida pendiente de un hilo. Debe ganarse la supervivencia, demostrar que hace las cosas bien, que todavía funciona y que no intenta multiplicarse a su antojo —cáncer—.

Apoptosis

Si no es así, el subsistema inmune le invita a inmolarse (*suicidio celular*) activando en su membrana el programa que acabará con ella. Es una muerte programada, decidida, controlada, sin riesgos para las células vecinas.

—Ha muerto el vecino del quinto. Estaba muy mayor.

—Ya no veo a Fulano. Hay un nuevo inquilino mucho más joven.

No hay revuelo en la vecindad. No vallan el edificio ni acude la policía o los bomberos. Es una «buena muerte», más o menos justificada. La evolución ha seleccionado varios programas de eliminación. El más conocido es el programa «*apoptosis*». En griego: «caída de la hoja». El otoño es una estación *apoptótica*, en la que los árboles caducifolios se libran de las hojas, eliminando el vínculo que las mantenía adheridas para recibir la savia de cada día. En primavera, activará el programa de renovación.

Las muertes programadas son necesarias en bien de la seguridad física. Continuamente, se eliminan células juzgadas como inciertas o peligrosas. Cada tipo celular tiene su expectativa de vida. Hay una excepción: las neuronas. No se regeneran —salvo en el hipocampo y el bulbo olfatorio—. Sería un desastre. Eliminar células que guardan la información. Sustituir individuos con experiencia por novatos. La evolución ha seleccionado ese privilegio. Las neuronas serán las mismas una vez se ha completado el desarrollo de la red.

Las neuronas serán las mismas, pero no sus conexiones. Las células vigilantes del subsistema inmune en la red neuronal —células de la *microglía*— analizarán la actividad de cada punto de conexión —sinapsis— y eliminarán los que no muestren signos de actividad, al servicio de las creencias y expectativas dominantes.

> En el desarrollo del sistema nervioso central, la fagocitosis —eliminación de células o conexiones neuronales— regula la conectividad ya que el sistema nervioso parte de un exceso de producción de neuronas y conexiones. Además, la eliminación de conexiones improductivas es un mecanismo esencial de la memoria y el aprendizaje [45].

El útero hace lo mismo cuando el óvulo no ha recibido la visita de un espermatozoide. Prescinde del nido endometrial, eliminando todos los vínculos arteriales y venosos e, inmediatamente, vuelve a preparar otro nido por si hay más suerte con el siguiente óvulo. La muerte —recambio celular— forma parte de la vida.

Necrosis e inflamación

En ocasiones, un germen patógeno o un incidente mecánico, térmico o químico mata violentamente un bloque de células sanas, competentes. Los vecinos detectan el incidente y se organizan para prestar los primeros auxilios y avisar a emergencias. Todas las células sanas vecinas colaboran, no sólo las del sistema neuroinmune local [46].

Nueve tipos de células sanas vecinales participan en el despliegue de la respuesta inflamatoria ante un evento necrótico (muerte celular no programada).

La muerte accidental, no programada, genera primero la respuesta de la vecindad sana, que incluye las terminales nerviosas sanas de las neuronas y de la policía inmune de barrio y, más adelante, la de los efectivos del sistema inmune que patrullan por la red vascular y llegan al lugar a través de poros abiertos en los capilares, por orden de las neuronas defensivas vecinas.

La respuesta al evento de mala muerte celular se denomina *inflamación*. Incomprensiblemente, es un proceso criminalizado por la cultura, pero protege la vecindad sana, retira los cadáveres celulares e inicia el proceso de regeneración, activando las células madre para que produzcan más células hijas o, en su defecto, tejido fibrótico, zurcidos.

La función del sistema neuroinmune es la de minimizar la incidencia de muerte celular no programada, evitando la exposición a gérmenes y estados de energía térmica, mecánica y química potencialmente letales. Para ello, necesita de la colaboración del individuo consciente. Su conducta debe ser coherente con lo que el sistema neuroinmune evalúa y solicita. Formamos parte del sistema. El dolor nos fuerza a colaborar.

Supongo que no faltaron en mis andanzas exploratorias por el mundo: contusiones, cortes, quemaduras, infecciones... incidentes de mala muerte. La letra con sangre entra. *No pain, no gain*. La búsqueda de novedad, el instinto exploratorio, tiene estas contrapartidas. No las recuerdo.

Por supuesto, no sentía el recambio de moléculas y células, la buena muerte. Yo siempre me sentía el mismo, como si nada sucediera allí dentro. Eso sí: recuerdo vagamente una otitis externa, con un dolor terrorífico que calmó con unas gotas que me recetó don Mariano Briones. Los médicos solucionaban los problemas.

Tenían superpoderes, al menos, don Mariano. Le temía, pero también confiaba en su poder.

❦✻❦

34 Puertas de entrada y salida

Necesitamos materia, energía e información para sobrevivir. No todo lo que entra sirve. El organismo tiene que quedarse con lo útil y eliminar lo innecesario, sobre todo si puede ser perjudicial.

El organismo se abre al mundo externo a través de varias puertas exigentes, dos de entrada —boca y nariz— y dos de salida —ano y uretra—. El femenino dispone de otra puerta, la vagina, que funciona como entrada o salida —menstruación—. Tenemos cierto poder para abrirlas o cerrarlas, para respirar y deglutir, para reprimir la evacuación, pero el organismo y sus evaluaciones también cuentan.

Yo sabía lo que me gustaba, pero mi madre decidía los menús.

—¿Qué hay para comer?

—Macarrones.

Era una buena noticia. Abría la boca y deglutía sin problemas, con el refuerzo del placer.

Algunos días salían torcidos.

—Puerros con patatas.

—Puaff... ¡Qué asco!

La patata entraba, pero los puerros se convertían en una bola intragable. No era capaz de deglutirlos. Por motivos que se me escapan, mi subsistema neuronal no quería que los puerros entraran. La puerta de entrada de la materia es un lugar caprichoso que no se anda con chiquitas. Dispone de circuitos neuronales que se niegan a ejecutar el acto deglutorio o incluso provocan arcadas y vómitos.

De cuando en cuando, aparecía dolor al tragar. Me temía lo peor: ¡anginas!

—Voy a llamar a don Mariano para que te vea y te ponga una inyección.

La visita me hacía entrar en pánico, no por el dolor al tragar ni por la inyección, sino por la posibilidad de que decidiera don Mariano privarme de mis amígdalas. Había oído historias terribles de la intervención. Sentado en la cocina con una toalla como paño quirúrgico y mal color en el semblante, la víctima debía abrir bien la boca para que don Mariano arrancara de cuajo las «carnes falsas». Realmente, era una intervención de riesgo, pero eran otros tiempos. Afortunadamente, me libré y dejé de padecer las temidas anginas.

La garganta era la clave de la salud. Por allí entraban los gérmenes, especialmente cuando «cogía frío».

—Has cogido frío en la garganta.

En fiestas de Vitoria era obligada la visita al «Gargantúa», un gigantón de cartón-piedra con una boca enorme y una profunda garganta que daba entrada a un tobogán (tubo digestivo) que desembocaba en un no menos tremendo ano.

Pues eso, la garganta era un sitio complicado, vulnerable.

⚓☼⚓

35 Las corrientes

—Ten cuidado con las corrientes.

Además del frío que cogían las gargantas, estaba el complicado tema de las corrientes. Había que evitarlas a toda costa. Las corrientes afectaban a la garganta, por supuesto, pero también a los riñones (zona lumbar), sobre todo si eran corrientes de aire frío y húmedo. La corriente húmeda y fría generaba «reuma», un miasma nocivo que se colaba por las articulaciones y hacía que dolieran. A pesar de que nadie podía explicar en términos medianamente científicos cuál era la sustancia (materia-energía) nociva de ese «reuma», persiste aún una especialidad que se ocupa de protegernos de su influencia negativa. Puede que lo que actúe sea la «información». Es una hipótesis, por supuesto.

El caso es que el clima de Euskadi, con sus brumas y sirimiris, no era el adecuado para la chavalería, pero para eso teníamos a La Rioja, más cálida y, sobre todo, más seca. Los problemas de bronquios se resolvían allí. Puede que las bodegas fueran otro aliciente, para los padres.

Recientemente, he podido comprobar la vigencia del temor a «las corrientes». Con motivo de la recomendación de ventilar el ambiente por la amenaza del coronavirus, hay quien prefiere exponerse al mal bicho antes que a las corrientes.

—Voy a ventilar. Es por lo del virus.

Al cabo de un ratillo:

—Voy a cerrar. ¡Hay corriente!

36 Tienes la lengua sucia

En la boca estaba, además, la lengua, la cotilla.
Había días en los que mi madre, sin dar demasiadas explicaciones, me pedía que le enseñara la lengua.
—Estás empachado. Tienes la lengua sucia.
Sesgo de confirmación. Profecía autocumplida. Si por la mente de mi madre se colaba una hipótesis de que algo andaba mal por mis tripas —el «empacho», otro efluvio o miasma interno tóxico—, había que eliminarlo. Ese empacho se reflejaba en la lengua. Ya como médico, descubrí que las buenas lenguas están sucias y que una lengua roja, reluciente, puede ser un signo preocupante de diversos déficits vitamínicos. Al diagnóstico, que nunca he entendido, le seguía la terapia: un purgante contundente que me llevaba al baño varias veces. Lo prefería a la infusión de manzanilla. Solamente con olerla, aparecían las arcadas. Incomprensiblemente, la recolectaba en mis salidas al campo y se la daba a mi madre.
—¿Ves cómo te ha limpiado?
Me crie con lengua invariablemente sucia y roña en los pies. Eran otros tiempos.
La nariz no me planteó en la infancia demasiados problemas. Estábamos siempre con mocos, más o menos verdes —«candelas»—. Nos pasábamos la manga o la lengua y seguíamos a lo nuestro. De cuando en cuando, había que renovar los puños de los jerséis. Eso era todo.
Una vez entraba la comida, mi aparato digestivo se encargaba del resto. No tenía más noticia del procesamiento de los

macarrones. En momentos imprevistos y, muchas veces, inoportunos, el organismo me invitaba a abrir la puerta de salida para eliminar heces y orina. Mi madre controlaba estrictamente los viajes al retrete y tiraba de supositorios cada vez que apreciaba un fallo en la obligada y sagrada obligación de defecar una vez al día.

Ya como neurólogo, pude comprobar que seguía vigente esa obsesión por la evacuación diaria. Tras la visita a una paciente que afortunadamente había mejorado, informaba a los familiares.

—Está mucho mejor. Ya mueve el brazo y habla.

No había que hacerse ilusiones...

—Lleva dos días sin hacer de vientre, doctor.

En el cuarto de baño de mi casa colgaba, amenazante, un dispositivo —lavativa— que, afortunadamente, no me aplicó. La época de los enemas para todo había entrado en horas bajas.

Las bocas de salida tienen dos puertas: una fuera del control voluntario —esfínter interno— y otra, dicen, con control voluntario —esfínter externo—. Debo reconocer que no se me dieron muy bien. El supuesto control voluntario era cuestionable y exigía un aprendizaje.

No ayudaron los frailes del colegio. Negaban la salida a los urinarios. Ignoro los motivos. Quizás el miedo a la libertad ajena, a la exploración solitaria. Yo sólo pensaba en orinar. Ignoro las razones para negar el acceso a los urinarios. La condición humana impone unos límites, con sus decálogos de buena y mala conducta.

Homo sapiens (ma non troppo) no ha podido regular como es debido, en libertad, la eliminación de residuos. Las convenciones sociales impiden una gestión razonable del proceso. Algo tan simple para las demás especies puede convertirse en un calvario en la nuestra.

Muchas tripas humanas trabajan a su antojo, fuera del control de la voluntad, incluidas las mías. Dicen los expertos que la culpa es del colon. A algunos *sapiens (ma non troppo)* les ha salido irritable. Es una explicación muy socorrida: «has salido esto o lo otro».

El colon, como todos los tejidos vivos, es irritable. En todo caso, el colon hace lo que decide la red neuroinmune que puebla su mucosa y que apura la eliminación de la papilla intestinal, si detecta peligro en lo que se haya comido. Algunos expertos hablan del «segundo cerebro» o «cerebro intestinal».

No hay tal cerebro en las tripas. Sólo tenemos uno, en la cabeza. Controla los esfínteres externos, la ficción de la voluntariedad. Imagina los peligros de lo comido y la oportunidad del momento evacuatorio y, en función de sus evaluaciones, ordena a las neuronas de las tripas que expulsen el contenido o, lo contrario, que lo retengan, por motivos que se me escapan. El colon es irritable y obediente. El cerebro puede irritarnos con su proceder. Las tripas pueden entrar también en el irritante bucle kafkiano.

Salvo por el conflicto de los esfínteres con los frailes, los purgantes de mi madre y los inevitables y consabidos dolores de tripas de la infancia, no tuve mayores problemas. Aún así, mi colon quedó ya marcado por su intrahistoria y, de cuando en cuando, el cerebro craneal, el único y verdadero, sigue tomando las riendas e impone su ley sobre la red neuroinmune local —el «cerebro intestinal»— y sobre mi relativa voluntariedad, apremiándome a acelerar el «tránsito intestinal» o, incluso, eliminar sin motivo razonable lo comido sin completar la digestión. Otra vez, Kafka.

※

37 ¡Me duele la tripa!

Los recuerdos son vagos y poco fiables, pero me suena la queja de mis tripas:
—¡*Amá*, me duele la tripa!
—Estarás empachado. Saca la lengua…
En todo caso, es una queja bastante común en la infancia. La escena que sigue la he vivido con mi prole.
—¡Venga, date prisa, que no llegamos!
—Me duele la tripa…
Creo recordar que la queja de mis hijos era más frecuente los lunes. Mi diagnóstico era: «no quiere ir al colegio…». Al final, de mala manera y con prisa, llegábamos al cole con el tiempo justo. Enfadado, llegaba tarde al trabajo. Apenas había visto uno o dos enfermos…
—Tienes una llamada. Es del cole de tu hijo.
—Pásamela…
—Su hijo no está bien. Se ha quejado de la tripa. Ha vomitado. Vengan a por él.
Con una mezcla de contrariedad y mala conciencia, llevaba al crío a casa y le acostaba. Realmente, no tenía buen aspecto. Pálido, sin ganas de hacer nada. Puede que algún vómito.
—¿Qué? ¿Cómo estás?
—Mejor. Me aburro.
El enano acababa al poco tiempo en el salón viendo «dibujos animados» con el color facial recuperado.
—Tengo hambre.

Lo sucedido retomaba y reforzaba la hipótesis del morro: el cabrito de él no quería ir al cole. ¡Qué casualidad! Siempre, los lunes...

El ronroneo mental, los *contrafactuales,* rumiaban todo el día. La hipótesis de la excusa para eludir el cole cobraba fuerza. Me llevó tiempo cambiar de opinión y reconocer que el crío, realmente, se encontraba mal y que hubiera preferido encontrarse bien y seguir en el cole.

Había mucha queja de las tripas en la infancia y la adolescencia. En muchos casos, se consultaba al cirujano, por si «era de operar». No era raro que la criatura acabara en el quirófano:

—Puede ser el apéndice, algo crónico.

El cirujano dictaminaba y procedía a extirpar el apéndice sospechoso.

—Ha ido todo bien. Efectivamente, el apéndice estaba algo inflamado.

Los cirujanos oficiaban, como era habitual, el ritual del autobombo. La pieza, por aquel entonces, iba a la basura sin pasar la inspección de los patólogos. Se legisló sobre la materia y se obligó a que todo lo que salía de quirófano fuera a anatomía patológica. Invariablemente, el informe era apéndice normal. Tras la operación, las tripas recuperaban la irritabilidad normal. Ignoro los motivos. ¿Placebo? [47]. Es una hipótesis plausible. La cirugía es la acción con el efecto placebo más potente. Lo cierto es que quitar un apéndice sano eliminaba, en muchos casos, las crisis abdominales de los lunes.

Al igual que sucede con el llanto inconsolable del lactante, el dolor abdominal recurrente de la infancia se considera actualmente como un equivalente migrañoso. Ignoro por qué, cuando persiste el cuadro en el adulto, se cambia la etiqueta y se le denomina *colon irritable* [48], [49].

El proceso kafkiano se va construyendo, afectando a diversas zonas anatómicas. Las tripas son el escenario más común en la infancia, pero no el único. También hay niños que se quejan de dolor recurrente en una extremidad.

—Serán «dolores de crecimiento».

Con los años, pueden desaparecer o contribuir a engrosar la lista de síntomas sin explicación médica, esta vez como «dolor musculoesquelético» generalizado.

La aceptación de la explicación del crecimiento para el dolor es una prueba de nuestra candidez y falta de rigor biológico. *Sapiens (m.n.t.)*

Estoy seguro de que mis tripas me dieron guerra, pero no recuerdo si me quejaba los lunes. Alguno de mis retoños sí, y he oído en la consulta el mismo relato. Conseguí, afortunadamente, librar mi apéndice. Parece que cumple una función: posiblemente, es un reservorio de bacterias intestinales útiles. Si la flora se destruye, se echa mano del reservorio madre del apéndice y se regenera [50].

Sigamos en el mundo de las tripas…

38 Voy a vomitar

Viajar era emocionante, algo que sucedía muy de vez en cuando. Como en tantas otras ocasiones, lo que uno desea (viajar) puede suscitar temor e incertidumbre en el sistema neuroinmune y podemos tener problemas con la búsqueda de novedad y la evitación de daño. El sistema que nos defiende es también el que nos invita a explorar el mundo. Lógicamente, siempre teme más la conducta que tienta al individuo. El caso es que las curvas «revolvían el estómago» y generaban (otra vez) unos supuestos efluvios pútridos internos que alteraban el delicado equilibrio del organismo. Eso pensaba por aquel entonces.

Realmente, ni lo desayunado ni el estómago eran responsables. Era un problema de procesamiento de señales sensoriales generadas por el viaje en el coche, un artilugio al que el organismo tiene que habituarse o sensibilizarse.

El movimiento genera una serie de estímulos sensoriales que son captados por la retina, los sensores de aceleración angular y lineal del aparato vestibular, situado en el oído interno, y una serie de sensores mecánicos ubicados en las terminaciones nerviosas de músculos y articulaciones.

El paisaje se mueve ante los ojos en dirección contraria a la del vehículo (*flujo óptico*). Los sensores de aceleración angular y lineal del aparato vestibular del oído interno detectan los giros, acelerones y frenazos del vehículo y los sensores mecánicos de músculos y articulaciones toman nota del impacto del movimiento.

A lo largo del aprendizaje, la red neuronal codifica cada movimiento propio junto a las consecuencias sensoriales que se generan —visuales, vestibulares y de aparato locomotor—. El sistema neuronal conoce lo que sucede cuando nos movemos voluntariamente o cuando el movimiento lo genera un vehículo al que estamos acostumbrados. Puede ser el que nos lleva a *aupas* —generalmente, mi madre—, el triciclo, el coche de niño, los patines... El cerebro sabe que toda esa información aparece como consecuencia de una acción propia y no se le ocurre pensar en situaciones extrañas. Se tolera la acción.

Otra cosa es cuando empezamos a viajar en un vehículo novedoso. En mi caso, el autobús o el tren de vía estrecha que me llevaba de Mondragón a Vitoria o a Deva. La información sensorial —retina, aparato vestibular del oído interno y mecanoceptores del aparato locomotor— llegaba a los centros de procesamiento y, dado que ese movimiento no estaba generado por una acción muscular propia, sino la prestada por el motor del vehículo, el cerebro era incapaz de interpretarla. Aplicando el principio de precaución, la evaluación era invariablemente «problemas en el interior», «me llegan señales que no corresponden a algo que esté autorizado», «puede que haya entrado algo tóxicoinfeccioso por la boca».

Esa incertidumbre sobre el estado interno generaba el mareo, la sudoración, la náusea, salivación y, finalmente, el vómito, siempre antes de que llegara la bolsa de plástico.

—¡Por qué no me has avisado antes! ¡Te lo había dicho!

Un clásico de los viajes con los enanos: el olor a vómito en el coche que perduraba durante días...

El problema se facilita si nos da por leer. En ese caso, desaparece el flujo óptico del paisaje, dado que los ojos enfocan el libro y no el infinito, generándose un conflicto con los sensores del aparato vestibular y aparato locomotor, que contradicen la información visual. Los ojos informan de que su mundo está quieto —el libro— mientras que los que recogen el impacto del movimiento real —aparato vestibular y sensores mecánicos del aparato locomotor— aseguran que el cuerpo se mueve. La incoherencia de la información sensorial es interpretada por el cerebro como consecuencia de enfermedad y activa el reflejo defensivo del vómito. Puede que la perturbación proceda de lo desayunado.

Sucede lo mismo si damos la espalda al sentido de la marcha. El flujo óptico informa que vamos en sentido contrario a lo que indican los sensores del aparato vestibular y locomotor. Si no hemos entrenado al sistema a tolerar todas esas incoherencias, el vómito está servido.

La red neuroinmune del canal digestivo no era responsable del despropósito. El desayuno siempre era el mismo: café con leche con sopas —y todo el azúcar que podía—. Las neuronas y células vigilantes inmunes no detectaban nada extraño, pero la jerarquía del único cerebro manda y, si no le cuadran los datos sensoriales, a pesar de que el servicio neuroinmune de vigilancia de fronteras no ha detectado peligro, el alto mando decide, por precaución, hacer un lavado de estómago.

39 Los ruidos no producen dolor de cabeza

No recuerdo haber padecido dolor de cabeza en la infancia, salvo con los consabidos coscorrones. Le cuento una anécdota de mi nieta Ariane, a la edad de 6 años.

Al principio de curso, comentó a sus padres que algunos niños llevaban tapones en los oídos, porque había mucho ruido en clase y eso les producía dolor de cabeza. Al cabo de un tiempo, llamaron de la *ikastola* (colegio) informando que la niña estaba llorando por culpa de un dolor muy intenso de cabeza. Afortunadamente, se le pasó en unos minutos.

—¿Qué ha pasado?

Entre sollozos, Ariane contó el episodio de dolor y que su *andereño* (profesora) le había informado que el culpable era el ruido de la clase.

Maite y Asier tomaron cartas en el asunto y, por primera vez, hablaron a su hija del cerebro. «El cerebro es como una madre. A veces se asusta y te riñe sin motivo… porque te quiere y por eso te protege». Los expertos denominarían a esta intervención paterna «educación terapéutica en neurociencia».

Al cabo de una semana, sintió otra vez dolor de cabeza en el *jantoki* (comedor). Pensó en las explicaciones de sus padres y se imaginó una escena: ella entraba en el cerebro, poblado por gente dedicada a proteger la cabeza, como en la serie *Érase una vez el cuerpo humano* y trataba de tranquilizarles: «El ruido no es peligroso. Sólo molesto. No se va a romper nada dentro de la cabeza.

Tranquilos.» Acabó de comer y salió al patio a jugar. El dolor se fue. «Ejercicio terapéutico», el complemento necesario de la «educación terapéutica en neurociencia». No volvió a tener más incidentes de dolor de cabeza en el resto del curso. Sus compañeros siguieron con los tapones y los dolores.

Una hipótesis para considerar en esta historia es que, si se hubiera aceptado el diagnóstico del ruido y la terapia de los tapones, puede que el dolor de cabeza por el ruido se hubiera consolidado de cara al futuro. *Síndrome de cabeza irritable.*

Veamos: el ruido es una construcción del cerebro. Las voces de las criaturas generan sutiles vibraciones del aire que llegan al tímpano y se conducen por unos huesecillos —martillo, yunque y estribo— hasta el oído interno. Las vibraciones se propagan al líquido —endolinfa— del caracol en el que se alojan los sensores que lo transforman en señales eléctricas. Esas señales llegan a los centros de procesamiento y esos centros producen, una vez más, la magia de la aparición en la conciencia del sonido, en este caso. Es decir, no existe el ruido más que en la conciencia de cada uno. Es una construcción cerebral.

El *quale* «dolor» tendría sentido si esa sutil vibración del aire afectara la delicada estructura del tímpano y los huesecillos. Eso sucede si se produce una vibración intensa, como una explosión o el sonido cercano de un amplificador a toda potencia. En ese caso, sentiríamos dolor en el oído, en el momento del impacto. Por lo tanto, el que aparezca dolor cuando aparece el ruido en la conciencia es un error de evaluación del cerebro. Ve amenaza a la integridad física cuando no la hay. Lo que el oído recibe es una sutilísima vibración del aire.

Si aceptamos la hipótesis del ruido como algo externo que justifica la aparición del dolor y ponemos tapones, consolidamos el error. Lo mismo valdría para la luz: «las luces me producen dolor de cabeza…». La hipersensibilidad a las luces, sonidos u olores es, en realidad, una evaluación errónea de intolerancia a variaciones inofensivas de energía mecánica —sonido—, química —olor— o electromagnética —luz—.

1) Escenario: Clase ruidosa. Falso: el ruido no está en la clase. Sólo minicorrientes de aire. El ruido aparece en la conciencia.
2) Evaluación: Amenaza. Falso.
3) Predicción: dolor en la cabeza. Pendiente de confirmación.
4) Confirmación: dolor.
5) Sesgo de confirmación: La predicción era correcta. El dolor lo confirma. Falso.
6) Refuerzo evaluativo. El bucle está formado. Comienza a gestarse la etiqueta del futuro.
7) Ponerse tapones (exteriorización de la solución).
8) Dependencia de terapias. Adicción a conductas de protección.

40 Kindling

No tuve noticia de este concepto hasta la época de mi movida cognitiva, allá por los 90. En el traductor de *Google* me dice: «leña». Se refiere a las ramitas secas que ponemos en la chimenea para iniciar el fuego. Podríamos traducirlo también como «encendido».

En el contexto de la red neuronal, los circuitos se encienden con más o menos facilidad. A lo largo del aprendizaje, vamos habilitando caminos de encendidos en cada escenario, en cada objetivo. Se encienden percepciones, emociones, acciones, imaginaciones, focos atencionales, cogniciones… La conciencia se nutre de estos encendidos. Por supuesto, al igual que existen mecanismos de encendido, también disponemos de recursos de apagado. La vida de las neuronas consiste en encenderse y apagarse, individual y colectivamente.

La cuestión es: ¿cuándo? ¿Ante qué? ¿Esperamos a tener el peligro ya ante nuestros ojos o intentamos anticiparnos al máximo, sabiendo que si aparece una señal X —un movimiento sutil en los arbustos— probablemente aparecerá el peligro LEÓN —por ejemplo—? El *kindling* es aplicable a este tipo de situaciones: se facilita el encendido del circuito de salir por piernas ante esa señal incierta de las hojas del arbusto.

Por supuesto, el *kindling* se facilita si existe un temor previo, fundado o no, en que hay leones por allí, ocultos en la maleza.

En investigación, en vez de sabanas, leones y arbustos, se utiliza la corteza cerebral y estímulos de diverso tipo. El más manejable es el eléctrico. Podemos estimular la zona a investigar con un estímulo intenso: obtendremos una respuesta de encendido de las correspondientes neuronas. Podemos hacer algo más interesante: aplicar estímulos subumbral. No obtendremos ninguna respuesta. Pero... ¡aquí viene lo bueno!

Si repetimos ese estímulo insuficiente de modo predecible —por períodos fijos— en el mismo escenario y con el animal estresado, llega un momento en el que ese estímulo insuficiente consigue encender el circuito. Es más, si seguimos aplicando el estímulo en las mismas condiciones, ya ni siquiera hace falta aplicarlo. Espontáneamente, el circuito se enciende solo, a su aire, de modo imprevisible o con una cierta periodicidad.

Nos empeñamos en buscar siempre un estímulo relevante, intenso, novedoso para justificar el encendido y perdemos la referencia de los procesos, cada uno en su contexto, influidos por múltiples factores.

Los síntomas pueden aparecer con el encendido de los episodios reales de daño-enfermedad, pero los circuitos que los generan también pueden encenderse a través de encendidos facilitados, a fuerza de repetirse de modo complejo, integrando cogniciones, emociones, datos sensoriales... en condiciones de estrés, en escenarios repetidos, predecibles —regulares—, con modelos que imitamos inconscientemente, con información de expertos —comentario de la *andereño* a mi nieta, sobre ruido y tapones—.

Me pareció un concepto fascinante que los investigadores aplicaban al tema de la epilepsia, pero también a la memoria, a las adicciones, al estrés postraumático y, ¿por qué no? a la aparición de síntomas.

Por aquellas fechas, estaba interesado en el déficit de vitamina B1 en el alcoholismo. La vitamina B1 es fundamental para regular la tendencia de los circuitos a activarse, a través de los receptores de glutamato. Hay varios tipos. El NMDA es el más interesante, pues es el que facilita los encendidos. La vitamina B1 impide que los circuitos entren en un encendido facilitado, explosivo, incontenible. Su déficit genera los síntomas de la abstinencia.

El *kindling* explicaba por qué los síntomas de abstinencia se iban facilitando a lo largo del tiempo y cómo su expresión era cada vez más grave, desde el temblor matutino, las convulsiones y, finalmente, el *delirium tremens* o la destrucción por excitotoxicidad no controlada de estructuras cerebrales necesarias para memorizar (síndrome de Wernicke Korsakoff).

La tendencia a la cronificación de la migraña podría explicarse así por el *kindling* y no únicamente por la automedicación, la obesidad y otros factores, que, quizás podrían considerarse también como efectos de la dinámica de la facilitación y no como causas…

No se preocupe. Si este capítulo le ha parecido complicado y que solamente le aporta confusión, olvídelo. Sólo pretendía hacerle ver que las cosas son procesos complejos, desarrollados en el tiempo, influidos por muchos factores que no siempre tenemos en cuenta, por la sencilla razón de que no podemos observarlos. Nos tienen que informar.

Además de los genes, que pueden determinar estados de hiperexcitabilidad —formas genéticas de epilepsia y excepcionalmente raras de migraña— está la dinámica del aprendizaje que influye poderosamente en que se enciendan los circuitos que deben hacerlo y estén apagados los que no pintan nada.

El *kindling* opera, por supuesto, desde que uno viene al mundo. La infancia no está protegida, sino, probablemente más expuesta. Está en manos de lo que le expliquen los adultos.

41 Escuelas de medicalización

Para los niños, todos los escenarios son escuela. Su densa red neuronal extrae información de la interacción del organismo con el exterior a base de ensayos repetidos, siguiendo modelos de otros y, como en este caso, recibiendo una información experta del profesor. Padres, madres, educadores, amigos y profesionales integran una comunidad educativa que aporta modelos a imitar e información de expertos sobre lo que puede resultar nocivo y debe evitarse.

Desgraciadamente, la información que se facilita al niño no siempre es la adecuada y, sin ser conscientes de ello, podemos estar desarrollando en su sistema neuroinmune una idea de organismo vulnerable, hipersensible y dependiente de todo tipo de ayudas externas y hábitos saludables o perjudiciales.

No es fácil conjugar el instinto de exploración, de juego, con la evitación de daño. La virtud está en el término medio, siempre que los dos extremos sean viciosos. El sistema neuroinmune necesita experiencia de daño potencial. La higiene ideal no es la que contempla una asepsia estricta y obsesiva, sino la que habilita al subsistema inmune para catalogar por experiencia y con la ayuda de las vacunas el mayor número de gérmenes nocivos. Para ello, necesita contactar con ellos.

Lo mismo sucede con los estímulos potencialmente nocivos, básicamente mecánicos, que aparecen en el juego. El subsistema neuronal defensivo necesita experimentar, moverse, saltar, para ir construyendo programas que optimicen la función y minimicen el riesgo.

Puede que la estrategia de poner tapones, gafas de sol, coderas, rodilleras y cascos minimice los riesgos y aporte un hábitat seguro, pero facilitará el estilo hipervigilante e hiperprotector del sistema neuroinmune. Los síntomas sin explicación médica aparecen ya en la infancia con sus etiquetas correspondientes. La prevención no debe apoyarse en el diagnóstico precoz de dichas etiquetas, sino en la divulgación de cuestiones básicas sobre aprendizaje neuroinmune para minimizar el impacto negativo que la cultura experta puede generar.

Debemos proteger a nuestros hijos de la medicalización iatrogénica, de las etiquetas aplicadas a los síntomas sin explicación médica. Tan importante como la minimización del daño es la promoción del juego. Eliminar toda la incertidumbre no es posible.

42 El cuello

El cuello es una zona del eje vertebrado al servicio de la exploración visual del entorno. Gracias a sus múltiples miniarticulaciones y minimúsculos, junto a los músculos del ojo, podemos fijar con precisión los objetos de interés sobre la mácula, el punto de la retina con mayor agudeza visual. Normalmente, no lo sentimos y la cabeza gira en los tres ejes del espacio, llevando los ojos a la posición deseada sin resistencias. Incomprensiblemente, podemos encontrarnos con algo inesperado: con un gesto cualquiera, aparece un dolor horrible que nos impide mover la cabeza. Recuerdo un par de incidentes de ese tipo.

—Es *una* tortícolis. Habrás cogido frío.

Durante un par de días, anduve con el eje vertebrado cervical convertido en una columna rígida que no permitía ningún giro. El dolor se encargaba de mantener la columnización.

Mi nieta Ariane sufrió también un episodio de tortícolis, el que relata en el prólogo en el «campamento de caballos». Como ya había hablado con sus padres en otras ocasiones sobre dolor y cerebro, cuando sintió el dolor se tumbó en la cama y empezó a moverse, girando como si estuviera haciendo con su cuerpo unas croquetas. Poco a poco el dolor se fue y pudo montar a caballo. Tal como escribe en su prólogo:

«No me daba miedo porque me lo habían explicado. Eso sí, poco a poco.»

La cría describe dos claves del proceso: no tenía miedo, **porque se lo habían explicado sus padres** y, eso sí, **poco a poco**.

No tengo nada más que añadir.

Para su información, le diré que el tortícolis infantil está considerado como un equivalente migrañoso. Una prueba más de que estamos ante un proceso en desarrollo y no una enfermedad concreta.

43 El aprendizaje lo soluciona o complica todo

El cerebro puede integrar el contexto: me muevo en un coche, las consecuencias sensoriales —flujo óptico, oído interno, aparato locomotor— son las lógicas del movimiento del vehículo. Puede autorizarse la acción y el escenario. No hay peligro. No hay enfermedad. Practíquese la acción para codificar todos sus componentes, pero en mi caso, viajábamos poco y siempre con el temor del vómito. Cada viaje se ajustaba a la dinámica de la profecía autocumplida y siempre acababa vomitando.

La tolerancia a los escenarios se denomina *habituación*. Es un mecanismo básico del aprendizaje. El sistema neuroinmune evalúa las consecuencias de nuestras acciones en cada escenario y tolera la conducta si la considera inofensiva o, aun resultando nociva, le atribuye un valor biológico o social. Ensayaba hasta el aburrimiento —de quien me cuidara— subir y bajar escaleras. La repetición facilitaba así el ajuste de todos los componentes motores y sensoriales.

Había acciones que mi sistema neuroinmune debería haber penalizado, pero...

Volveremos a la cuestión cuando hablemos del tabaco, de las conductas adictivas kafkianas.

Lo contrario a la habituación es la *sensibilización*, la facilitación. Si la acción se considera positiva, se potencia la detección del estímulo concreto y la conducta seleccionada correspondiente. Recuerde, aunque sólo sea vagamente, el concepto del encendido facilitado del *kindling*. En mi caso, el viaje estaba catalogado como algo amenazante y la sensibilización facilitó que bastara oler el tren o el autobús para sentir la desazón interna que acababa en vómitos a las primeras curvas.

Por el lado bueno, empecé a estudiar música y mis oídos se fueron sensibilizando a detectar los errores de ejecución. Ello me permitió avanzar y disfrutar con el juego —*play*— del piano y los coros, aunque me he sensibilizado a la desafinación y me cuesta soportar algunas ejecuciones musicales, propias y ajenas. *Síndrome del oído irritable.*

Todos padecemos y disfrutamos sensibilidades múltiples, unas positivas y otras negativas. El sistema neuroinmune es el que evalúa pros y contras de la interacción con los escenarios y aplica su criterio. Lo ideal es que se sensibilice a lo que tiene valor real positivo o negativo para facilitar la interacción o evitarla, respectivamente, y se habitúe a lo irrelevante o controlable. No es tarea fácil y, quien más, quien menos, habremos incluido en nuestra intrahistoria errores en el ejercicio de la sensibilización y la habituación. Nos habremos sensibilizado a estímulos irrelevantes o nos habremos habituado a otros a los que deberíamos habernos sensibilizado.

Me llevó mi tiempo, pero conseguí habituarme a las curvas y, poco a poco, dejé de vomitar.

44 La vejiga

El orificio uretral también tiene su guasa. En fiestas, los cabezudos utilizaban vejigas del ganado sacrificado en el matadero para perseguir a la chavalería y atizarnos con mucho ruido y pocas nueces. Yo les tenía miedo y las evitaba. Quizás, por eso me dio guerra la mía.

Como sucede con los esfínteres anales, la vejiga tiene dos: el interno, que se cierra y abre bajo el control neuroinmune local e inconsciente de la cantidad y cualidad de la orina —gérmenes, tóxicos—, y el externo, que inhibe su eliminación si lo «considera» oportuno o la anticipa inoportunamente, según su criterio.

El caso es que el aparente control voluntario puede crear problemas kafkianos. Si la orina contiene gérmenes, el sistema neuroinmune activa la defensa inflamatoria, que incluye la transición al estado de sensibilización. Gracias a ello, las ganas de orinar están facilitadas y se acompañan de la consiguiente sensación de apremio. Cada poco tiempo hay que orinar y hacerlo escuece.

—Tiene una infección urinaria, una cistitis. Tome este antibiótico.

No siempre es así. El sistema neuroinmune puede evaluar amenaza, aun cuando no la haya, y actuar **como si** la hubiera —*principio de precaución*—. Los síntomas son los mismos: urgencia y dolor al orinar, pero…

—La orina es normal. No hay infección.

Estamos ante la misma situación que con el colon. Los expertos, en este caso, no hablan de «síndrome de la vejiga irritable» —

todas las vejigas lo son—, sino de *cistitis intersticial* o «síndrome de la vejiga dolorosa». Una etiqueta que no aporta nada.

—Buenos días. Cuénteme.

—Me duele al orinar. ¿Qué puede ser?

—La orina es normal. Padece usted un síndrome de la vejiga dolorosa.

La situación no cuenta con una explicación clara y, previsiblemente, en muchos casos, se entra en el proceso kafkiano. No sorprende que los —con más frecuencia las— que sufren el problema también tengan más etiquetas de corte kafkiano —migraña, fibromialgia, colon irritable y otras que irán saliendo en el libro—. En todo caso, la responsabilidad es del sistema neuroinmune y no del paciente, que bastante tiene con el peñazo de acudir cada poco tiempo al baño [51].

En mi caso, volviendo a mi infancia, la normativa de solicitar permiso al fraile para orinar perturbó la gestión razonable del proceso del control «voluntario»:

—Permiso para el excusado...

Esa era la fórmula para solicitar el visado.

—Vuelve a tu sitio.

El apremio iba *in crescendo* y la negativa se repetía varias veces hasta que, por fin, llegaba la autorización, a veces demasiado tarde. Sucedía lo más temido en la infancia: mearse en los pantalones.

Mi subsistema neuronal se tomó su tiempo también para mantener secas las sábanas por la noche. Comprobar una y otra vez su incompetencia al momento de despertar fue una de las experiencias más frustrantes, especialmente en el internado. Mi sistema neuroinmune me amargó la vida con el asunto de los esfínteres por más tiempo del debido.

La gestión neuroinmune del vaciado vesical puede crear problemas. Una orina infectada o tóxica debe ser eliminada con urgencia, pero la evacuación de una orina inofensiva debería respetar los contextos y dejar al individuo en paz.

Hay situaciones «de nervios» que apremian a visitar el baño. Ignoro la prestación biológica, evolutiva, de ese apremio. Lo entiendo en los perros. Tienen la costumbre de dejar marcas de orín por todos los rincones y oler las marcas ajenas. Por lo que parece, generan y extraen mucha información de esa conducta, tan extraña para nosotros.

—Si salgo a la calle, tengo que orinar cada poco tiempo... ¿Es normal? —comentaría un perro, si pudiera hablar, en la consulta al veterinario.

La gestión del vaciado vesical está influida por muchos factores. En los perros, esa gestión tiene que ver con sus cosas de cada día —extraer información—. En los *sapiens* (*ma non troppo*) puede que tenga que ver con la cultura, con los condicionantes sociales, con la falta de libertad para evacuar y orinar donde y cuando nos venga en gana, afortunadamente. *Síndrome de la vejiga irritable*.

—Igual es que has cogido frío en la vejiga.

En muchos casos, al dolor injustificado e inexplicado —kafkiano— de la micción se añade el aún más injustificado de sentir dolor cuando debería haber placer. El sistema neuroinmune puede ver amenaza en las prácticas sexuales y convertir la zona pélvica en un infierno, **como si** todo estuviera inflamado, sin estarlo.

45 El suelo pélvico

No era consciente de poseer un suelo pélvico. Mis conflictos con la gestión de esfínteres por parte del sistema neuroinmune y los frailes no generaban dolor, aunque sí rabia e impotencia, pero, al parecer, es una zona complicada de gestionar. Todo el peso de las tripas y de los futuros *sapiens* (*m.n.t.*) puede dejar —dicen— el soporte del suelo algo flojo, sin tono, o irritado, sensible, «inflamado», haciendo que el ajetreo de la zona se convierta en un infierno.

Dolor con la actividad sexual, al orinar, al defecar o de modo continuo. No tengo experiencia en ese terreno, ni como paciente ni como profesional. Me limito a dejar constancia del problema. Por lo que he leído, el suelo pélvico no es mal sitio para criar una intrahistoria kafkiana, una narrativa que lo define como un lugar delicado, sensible y vulnerable, que convierte el alivio de la defecación y micción en un acto doloroso y, lo que es más inaceptable para la gestión neuroinmune, el placer sexual en un martirio, con todas las consecuencias que ello conlleva. Por supuesto, los problemas del suelo pélvico acompañan a otras etiquetas de corte kafkiano y engruesan el capítulo de los síntomas sin explicación médica.

Desde la perspectiva evaluativo-motivacional de los síntomas, pienso que lo que debe hacerse, una vez se ha descartado una patología que explique y justifique los síntomas, es corregir la información errónea que opera en el sistema y animar al juego-exploración con disfrute —sin miedo, en el caso de la actividad sexual—

y apagar los estados de alerta-protección respecto a la eliminación de residuos al exterior.

En todo caso, no hay que despachar el problema con el sambenito de lo «psicológico». El problema exige un afrontamiento complejo que ponga en evidencia una narrativa disfuncional sobre esa importante zona del organismo, para proceder a acercar el suelo virtual al real y recuperar la percepción de salud cuando se procede... a lo que proceda.

Síndrome del suelo pélvico irritable.

46 Quietudes e inquietudes

La vida es movimiento, pero también necesitamos controlar esa pulsión exploratoria motriz cuando el contexto lo exige o aconseja. A veces hay que salir por piernas y otras hay que permanecer quieto y callado, como un muerto.

En clase, lógicamente, se nos exigía estar quietos y en silencio, salvo que el fraile ordenara lo contrario: entonar a voz en grito lo que tocara: «Siete por una es siete, siete por dos catorce …». Yo era formal y cumplía con las exigencias del mando, pero para algunos compañeros la quietud y el silencio resultaban imposibles.

Hay muchas frases célebres que ensalzan la virtud del silencio. Los frailes nos advirtieron: «no rompas el silencio más que con palabras que valgan más que el propio silencio». Yo me lo tomé muy en serio y fui bastante callado —hasta que dejé de serlo— porque tenía ese censor exigente que me impedía decir algo que no fuera mejor que nada.

La inquietud motora, el apremio a movernos cuando hay algo o alguien que lo prohíbe, es insufrible. Las ideas se nos agolpan en la cabeza y no es fácil acallarlas. Cuando se acercaba la hora del recreo, la campana, nuestras piernas entraban en un desasosiego que llegaba a resultar casi doloroso. Necesitábamos moverlas en el pupitre y salíamos disparados cuando el fraile daba la autorización.

La misma inquietud aparece en las manos cuando el tren se para y el fumador aprovecha el par de minutos para aspirar con avidez humo tóxico, sólo para aliviar la desazón de no poderlo hacer hasta ese momento.

La inquietud motora se puede expresar en cualquier lugar del cuerpo en forma de tics, tamborileos con los dedos de la mano, temblor en los pies, vocalizaciones, carraspeos. Incluso durmiendo el cuerpo necesita moverse, aunque no vaya a ningún sitio.

A lo largo del desarrollo, este difícil equilibrio entre la quietud y la inquietud se va organizando y todos podremos tener problemas a la hora de estar callados e inmóviles, cuando el cuerpo nos pide lo contrario.

47 Síndrome de las piernas inquietas

Si hay un escenario en el que nos gustaría permanecer quietos y callados es en la cama, cuando queremos dormir. Nos acostamos, apagamos la luz y esperamos que el cerebro nos apague. Para muchos, es un momento complicado. Incomprensiblemente, el cerebro pide al individuo que mueva las piernas e, incluso, que se levante. El agobio inicial va *in crescendo* hasta hacerse doloroso y no hay más remedio que incorporarse y caminar por la habitación. La inquietud de las piernas es frecuente, más en mujeres, sobre todo en el embarazo.

Estaríamos ante una estructura kafkiana, nuevamente.

¿Por qué nuestro organismo nos exige permanecer despiertos y explorar la habitación si no hay ninguna amenaza a la vista? ¿Qué sentido tiene darse un paseo por ella?

En un recóndito lugar de la Amazonía, los miembros de la tribu de los pirahá se desean una buena noche diciendo algo así como «no duermas, hay serpientes». El filólogo Daniel L. Everett escribió un libro precisamente con ese título [52]. «Te deseo un sueño inquieto». «Lo mismo digo».

Supongo que se quedan rápida y superficialmente dormidos y sólo algún sonido sospechoso les despertará y hará que la inquietud se apodere de las piernas y las muevan para explorar el entorno.

Recuerdo vagamente haber padecido la tortura de querer dormir y no poder y necesitar, además, restregar las piernas por las sábanas, colgarlas del borde de la cama o, incluso, levantarme y dar una vuelta por la habitación, abrir el frigorífico para echar un trago de agua, o encender un cigarro en mi absurda época de fumador inquieto. Coincidió con mis años de problemas con la «columna» lumbar, pero eso vendrá más adelante.

Los expertos no tienen explicaciones convincentes. Se plantea el descenso de hierro, los genes, la disfunción de dopamina y se recomienda lo de siempre: nada de alcohol, dieta saludable, ejercicio, poco estrés, etc. Desde luego, no es un indicador de disfunción circulatoria. Basta con ponerse de pie y mover las piernas para que, al instante, desaparezca el suplicio. Basta también con hacerse con un cigarrillo y encenderlo para eliminar la tortura de no poder hacerlo hasta ese instante.

Por supuesto, existen fármacos que prestan un alivio variable, pero no son inofensivos. Curiosamente, pueden generar un empeoramiento del problema con su uso. Los expertos hablan en este caso de la «aumentación».

La etiqueta «síndrome de las piernas inquietas» engrosa el apartado de los «síntomas sin explicación médica» y no es raro encontrarla acompañando a otras, como fibromialgia, mareo, migraña…

—¿*Algún consejo, doctor? Padezco el síndrome ese.*

Cuando no hay ninguna amenaza interna o externa que justifique despertarse y salir de la cama, lo que procede es interiorizar calma, evitar pensar en patologías inexistentes, etiquetas —mala circulación…— y apagarse como individuo, facilitar las cosas al cerebro. Si pide pautas, soluciones, se las darán.

48 El dolor es la regla

El ciclo menstrual es otro escenario propicio para que el proceso derive a la condición kafkiana. Lógicamente, no tengo experiencia propia ni he atendido a mujeres por problemas con la menstruación, pero en el universo de la etiqueta *migraña* es frecuente que los cambios hormonales femeninos traigan consigo crisis de dolor intenso de cabeza, náuseas e intolerancia sensorial. Es decir, crisis migrañosas.

Unos días antes de la hemorragia, las pacientes reciben el recado de los síntomas, bien sea en la zona pélvico-lumbar o en la cabeza. Evidentemente, en la cabeza, como en el resto de las crisis de migraña, no sucede nada amenazante, ni tampoco en el interior del útero.

Si entra usted en internet, leerá que en la menstruación existe una inflamación del endometrio y que por eso duele.

—Hay aumento de prostaglandinas —moléculas «proinflamatorias»—. Tome ibuprofeno.

En la menstruación, el sistema neuroinmune hace lo que corresponde hacer:

1) eliminar el vínculo del nido —endometrio hipervascularizado— con el útero y
2) evacuarlo a través de la vagina.

Las prostaglandinas colaboran en el proceso, junto a muchos otros mensajeros. El nido —endometrio funcional— se infarta a consecuencia de la trombosis de venas y arterias que le aportaban sangre y el *miometrio* —el músculo uterino— se contrae para evacuar el tejido muerto (*necrosado*). Ese tejido no está dentro. Es como la hoja muerta del otoño apoptótico. Se despega sin desgarro de la capa basal. Tampoco necesita una potente y sostenida contracción muscular para eliminarlo. No es un parto. Ni siquiera una evacuación fecal —con perdón—. La pared del útero no está distendida. Si el músculo uterino se contrae de modo espasmódico, no es por la presión del tejido a eliminar, sino, en todo caso, por una condición de hiperexcitabilidad. Un estado de alerta-protección sobre esa zona podría facilitar esa tendencia al espasmo. Una vez completada la evacuación del endometrio infartado, la capa basal inicia el ciclo de proliferación primaveral. No estaba inflamada.

—*Perdone que le interrumpa, doctor. Usted es hombre y, como no ha tenido menstruaciones, no sabe lo que es eso. Ha citado la palabra infarto. Los infartos de miocardio duelen ¿no? No entiendo, por eso, que diga usted que la regla no tiene por qué doler, si ha habido un infarto...*

En el infarto de miocardio, el tejido infartado no puede eliminarse al exterior. Se necesita activar el proceso inflamatorio: las células sanas vecinas prestan su ayuda, las células neuroinmunes locales se sensibilizan e informan a los órganos centrales del suceso, se activan los recursos sistémicos, se produce vasodilatación, se abren los poros vasculares, se adhieren los leucocitos y atraviesan esos poros, los monocitos se pertrechan para la faena y se convierten en macrófagos de tipo proinflamatorio (M1)... Todo ello sucede en el interior. El individuo debe renunciar al esfuerzo. Es lógico y beneficioso que duela.

En el infarto de endometrio, el tejido infartado queda fuera del organismo, en el interior uterino, pero está en comunicación con el exterior. No hay que vasodilatar ni abrir poros para que pasen los leucocitos a eliminar restos de cadáveres. Se eliminan por la vagina.

Una vez eliminado el tejido endometrial muerto, se inicia la proliferación desde la capa basal, preparando otro nido por si hay fecundación. No hay riesgo para el organismo si la mujer hace vida normal, se esfuerza. Desde el punto de vista biológico, en épocas ancestrales, el organismo promovía la salida al exterior de la mujer en los días de la ovulación, para seleccionar un buen fecundador. La exploración se imponía a la evitación. El ejercicio activa el modo analgésico, la liberación de endorfinas, sobre todo si está dirigido a la consecución de un objetivo biológico.

La menstruación certifica que se ha perdido la oportunidad de la fecundación. El sistema neuroinmune hace la transición del estado explorador analgésico al evitador, ya que la hemorragia deja rastros interesantes para los depredadores. Sería un estado proalgésico, pero insuficiente para generar dolor por sí mismo. Las creencias y expectativas harían el resto. No he encontrado información al respecto, pero me da que las chicas *sapiens* son las únicas primates que padecen reglas dolorosas, en ausencia de patología asociada.

Por lo tanto, la eliminación y regeneración de tejido cardíaco infartado es muy distinta a la del endometrio. No hay que dejarse llevar por las apariencias de los síntomas. Piense en biología. Interiorice el proceso, tal como es.

Una paciente con migraña menstrual comprendió las explicaciones sobre muerte violenta (*necrosis*) y programada (*apoptosis*). Previamente, sufría dolor intenso en la pelvis y zona lumbar y en la cabeza —con náuseas e intolerancia sensorial—. Pasaba tres o cuatro días perros, a pesar del ibuprofeno. Después de hacer el curso de migraña, sabía que iniciaba un nuevo ciclo menstrual por la hemorragia. No había dolor premenstrual. «Ya es otoño en mi útero», pensaba hacia sí misma. Tuvo fácil el pareado, pero la señora fue discreta y renunció a la rima consonante del otoño.

—No sé. Me parece que la menstruación es otra cosa. ¿Qué pasa con las hormonas, los espasmos del útero…?

El sistema neuroinmune femenino lo tiene más complicado. Basta ver las estadísticas sobre migraña, fibromialgia, dolores crónicos varios, fatiga crónica, síndrome de vejiga dolorosa, piernas inquietas, colon irritable... por parte del subsistema nervioso, y enfermedades autoinmunes por parte del subsistema inmune.

Los expertos ventilan el proceso de la feminidad echando mano de los «cambios hormonales». Antes, se señalaba la personalidad femenina —«las mujeres, ya se sabe...»—. Todavía se sigue invocando, en voz baja y clandestina, esa condición, pero la referencia a los malditos cambios es exitosa y se acepta como explicación, aunque sea ridícula y ofensiva.

Cuando se agotan los óvulos y los consiguientes ciclos, los cambios hormonales siguen. La menopausia, la osteoporosis...

—*Me dijeron que al irse la regla todo cambiaría, pero sigo igual o peor. Llegaron a decirme que lo que me convenía era casarme y tener hijos...*

Como sucede con los genes, las hormonas siempre están ahí. Todas las hormonas cambian. Son mensajeros que ordenan a los tejidos del organismo lo que deben hacer, en función de los estados de conectividad en los circuitos evaluativo-motivacionales, el gobierno. Los genes interactúan entre ellos y con el entorno para expresarse. El sistema neuroinmune extrae y recibe información de la interacción con el entorno —se incluye información de expertos— y libera mensajes que llegan a los tejidos adaptando su actividad a lo que el sistema evalúa.

—*Ya, pero YO no sabía cuándo iba a venirme la regla. El dolor la anunciaba. No es que YO pensara...*

Siempre que en sus comentarios aparezca la referencia al YO, haga una pausa y retome sus reflexiones desde la perspectiva biológica. Piense en tejidos, evaluaciones, aprendizaje, narrativa, Kafka...

El organismo comparte la información. Es lo propio de los sistemas complejos. No percibimos lo que sucede en el interior, pero la información circula por la red neuronal al igual que las hormonas lo hacen por la sangre. La secreción de hormonas está regulada por el sistema nervioso. Usted únicamente tiene acceso a los síntomas-emoticono.

49 Quistes en el ovario

En el año de rotatorio en el hospital de Santiago de Vitoria, recién salido del horno de la facultad, pasé tres meses en el servicio de Ginecología. Como parte de la práctica, me correspondía ayudar en las intervenciones. Mi aportación se limitaba a sujetar las valvas para exponer el campo al cirujano.

—Tira hacia aquí. Un poco más. Eso es. Gracias.

El motivo de la intervención era, en muchos casos, la *dismenorrea* —menstruación dolorosa—, acompañada con frecuencia de crisis de migraña menstrual.

—Puede que sean quistes de ovario.

En aquella época, no había medios diagnósticos adecuados para observar el interior abdominal. La sospecha de los quistes se basaba en los síntomas. El dolor, en este caso. Como en el caso de la apendicitis crónica, el cirujano decidía abrir para atajar el problema.

—Mira los quistes. Aquí hay uno bastante grande.

Efectivamente, los ovarios tenían quistes. Eran mujeres jóvenes, fértiles. Son los quistes foliculares, normales. Están en distinta fase de maduración. Uno de ellos estará crecido, a punto de abrirse para liberar un óvulo en la trompa, deseándole suerte —encontrarse con un espermatozoide o no, según los gustos—. El cirujano procedía a extraer una cuña del ovario, en la zona del quiste maduro. De paso, ya que estaba por allí, extirpaba el apéndice.

Desde que se impuso la obligación de enviar las piezas quirúrgicas a Anatomía Patológica, el informe era, invariablemente, apéndice normal y ovarios con folículos en diversa fase de maduración.

Algunas chicas mejoraban de la dismenorrea y de las migrañas. Todo me pareció correcto. Si, después de quitar una cuña de ovario, la dismenorrea y la migraña mejoran, podemos concluir que ese quiste era el causante de la dismenorrea y la migraña.

¡Ya, y un jamón!

Correlación no es igual a causalidad. Si B sigue a A, no quiere decir que A es la causa de B. Es la falacia *post hoc ergo propter hoc* —después de, luego a consecuencia de—. Como todas las falacias lógicas, es peligrosa. Tenga cuidado.

Eran otros tiempos, hace ya 48 años. Se pensaba que eliminando el apéndice se evitaba a la paciente una apendicitis en el futuro. Eliminar unos cuantos folículos —«quistes»— reduciría las opciones de próximos embarazos, pero eso no parecía tener importancia.

—Efectivamente, tenías quistes en el ovario. Hemos aprovechado la operación para quitarte el apéndice. Así no podrás tener apendicitis.

Impecable la reflexión.

—*¿Y la mejoría? ¿Efecto placebo?*

Es la única hipótesis racional, biológica.

50 Mujeres enfermas. ¿Qué habéis hecho vosotras para merecer esto?

Un dato epidemiológico relevante de prácticamente todas las etiquetas de los «síntomas sin explicación médica» es que afectan más a la mujer.

Todo en biología es complejo y ese todo es algo más que la suma de las partes. Los genes, las hormonas, la dieta, los hábitos, el estrés, los roles, el entorno y otras variables que se me escapan pueden aportar su cuota de responsabilidad, pero considero que ese todo debe incluir también la cultura experta sobre organismo femenino, en su triple vertiente: física, psicológica y social.

Biológicamente, por condicionante evolutivo, el organismo femenino es más evitador de daño, más vigilante, más centrado en la crianza. Recuerdo que el organismo *sapiens* (*m.n.t.*) ha evolucionado en un entorno que no tiene nada que ver con el actual. Los recursos biológicos siguen siendo los del paleolítico, pero estamos ahora en un hábitat absolutamente diferente. El estilo de vida actual no tiene nada que ver con el de antaño, pero el organismo no cambia tan rápido como la cultura.

Los cambios hormonales expresan una adaptación de las funciones que el organismo femenino desarrolla. Los estrógenos y la progesterona suben y bajan para preparar el útero a una anidación, con éxito o fracaso. No explican ni justifican en absoluto la aparición cíclica de síntomas. Los estados de alerta-protección, con toda seguridad, tienen un nivel de activación distinto en la fase ovulatoria que en la fase menstrual, por lo que los umbrales del dolor pueden variar en función de los días del ciclo, pero por sí solos no explican ni justifican ese dolor.

La mujer vigila y se protege no solamente a sí misma, sino también a su prole. El período de aprendizaje y dependencia de cuidador es prolongado y obliga a estar presente. Actualmente y, según en cada caso, la función de protección está compartida por el varón, pero, desde el punto de vista biológico y de rol cultural, sigue habiendo una discriminación en la asunción de las tareas de crianza.

La dedicación a las tareas de alerta-protección acerca a la mujer a las fuentes de información, a la cultura experta. Acude más a consulta propia y ajena, para bien y para mal. Si la información recibida es correcta, para bien y, si no lo es, pues para mal.

Puede que psicológicamente la mujer sea más analítica, más sensible, más proclive al impacto emocional y más empática. Socialmente, el relato de los síntomas cuenta con menos credibilidad por parte de allegados y profesionales.

Como se ve, son un cúmulo de circunstancias a considerar según los criterios de cada cual. En cualquier caso, creo que la mujer se interesa más por saber, pregunta más y esto también le acerca a otras propuestas, como puede ser a la nuestra. En los cursos, en torno al 80-90% son mujeres. La condición femenina no es obstáculo para que la intervención informativa surta efecto. Su mente está abierta al cambio y, si se le da la oportunidad, la aprovecha.

En definitiva, creo que todas las *sapiens* (*m.n.t.*) tienen el derecho a la información y provisión de recursos, desde las mejores evidencias. Eso es lo importante. Evitar la discriminación, en este caso, de impacto negativo.

La justa batalla por la reclamación de lo mejor para ellas no consiste en exigir el reconocimiento de enfermedad —en sentido clásico— para una etiqueta diagnóstica, sino la de acceder a la información más actualizada. El problema está en que los profesionales ofrecemos propuestas contradictorias y no es fácil decidirse. En cualquier caso, es inmoral mantener esos tópicos que han acompañado a la mujer sobre su rol como paciente.

51 Las malas compañías

Un momento crucial en el aprendizaje es la adolescencia. Por suerte o por desgracia, contrariando los deseos de mi madre, el espermatozoide de mi padre era Y, no X. Me libré del plus de aflicción, invalidez e incomprensión que conlleva la condición del género femenino, pero tuve que soportar la servidumbre, las limitaciones, los peligros y frustraciones del sexo masculino.

El organismo femenino es, biológicamente, más proclive a la *evitación de daño*, propio y ajeno. El término «biológico» incluye también a la cultura. Hay una cultura de organismo femenino y otra del masculino. La mujer acude más, de media, a solicitar información a los profesionales, para bien y para mal. —Recuerdo, en voz baja, que la hipótesis del libro es la de considerar como un factor importante en los procesos kafkianos (es decir, en aquellos y sólo aquellos en los que el profesional no encuentra una explicación) la responsabilidad de los procesos kafkianos a la información que pueden facilitar los profesionales…—.

Nosotros somos menos *evitadores de daño* y más *buscadores de novedad*. Nuestra adolescencia está condicionada por la pertenencia a una cuadrilla que, inevitablemente, está controlada por el macho alfa, el más «pinta» de la clase y del barrio. El líder de la manada dice lo que hay que hacer y no hacer.

Mi barrio era el de Arrasate, en el extrarradio de Mondragón, «la calle». Éramos cuatro gatos, pero nuestro líder era conocido y temido entre la chavalería enemiga. Cada dos por tres, organizaba una guerra contra alguna de las calles de «la calle». No recuerdo ninguna victoria memorable y sí vergonzosas derrotas. «La calle» era «la calle».

Lo que sí recuerdo fue el día que decidió que teníamos que aprender a fumar, como dictaban los cánones de la hombría. Teníamos que conseguir papel de fumar y tabaco. A falta de dinero, tendrían que servir el envoltorio de las naranjas y los bigotes del maíz —«artobizarra»—. Provistos de la mercancía, fuimos a nuestro campamento —«el zelai de Atxa»— y procedimos a liar los bigotes.

El líder encendió el primer cigarro y aspiró con autosuficiencia el humo, con el beneplácito de su sistema neuroinmune:

—¡Venga, marica, ahora tú!

Fue un momento complicado. Sudor, lividez cadavérica, náuseas...

Mi sistema neuroinmune interpretó correctamente la experiencia y trató de proteger el organismo de mi machada, pero no por unanimidad. Parte del parlamento neuroinmune, el que exigía la pertenencia al grupo —no en vano los *sapiens (m.n.t.)* somos carne de manada-, memorizó lo sucedido como algo que debía superarse con más caladas y nuevos encuentros. El sistema motivacional liberó un plus de *dopamina* para que la conducta se registrara como beneficiosa y se repitiera, a pesar de la opinión de las capas inferiores —los sensores bronquiales—, menos influidas por la presión cultural.

Los intentos se repitieron y los síntomas fueron remitiendo. Una vez superado el primer grado —«tragar el humo»—, intenté, sin éxito, superar el segundo —«aspirar el humo»—. El sistema neuroinmune se negó en rotundo a bendecir y promover el intento. Allí acabó todo, aunque volví a las andadas unos años después.

Retrospectivamente, el desvarío evaluativo-motivacional del hábito de fumar nos enseña que nuestro sistema neuroinmune es sensible a los mandatos culturales y que puede pasar por alto la información de los sensores somáticos, obedeciendo a quien no debería.

—*¿Está hablando de los expertos? No creo que le tengan mucha simpatía, doctor.*

En la adolescencia, el experto era el líder. Hay niños que llevan un buen rendimiento escolar, hasta que aparece el culto a lo que la cuadrilla hace. No es una cuestión exclusiva de testosterona. También influye «el gobierno», el poder, el líder… En el barrio también había alguna chavala. Jugábamos a cocinitas y a médicos…

A otra cosa.

52 Dando vueltas en el mundo

—No deje que el mundo le dé vueltas. Dé usted vueltas por el mundo.

El juego es fundamental en el aprendizaje. Minimizando los riesgos de interactuar con el mundo real, nos ejercitamos con una versión atenuada y controlada de esa realidad.

Parte de ese ritual lúdico consistía en «dar vueltas» con los ojos cerrados para sentir vértigo, **al detenernos bruscamente.** El mundo se movía y dábamos traspiés. Si repetíamos la jugada varias veces, cada vez necesitábamos más vueltas para inducir el movimiento aparente del entorno. Nos habituábamos. Por supuesto, sin vómitos, salivación ni sudor. Era «superdiver».

Aprender a guardar el equilibrio sobre dos apoyos es complicado. Somos, además, una especie mirona y necesitamos mantener la fijación ocular cuando nos estamos moviendo y no queremos perder algo de vista.

Pruebe a fijar la vista en un objeto de la habitación y, sin perderlo de vista, mueva en todas las direcciones la cabeza, póngase de pie, camine, gire… comprobará que el objeto de interés sigue ahí, inmóvil, proyectado sobre sus ojos. Parece sencillo, pero no lo es. Cada giro de la cabeza, cada salto, nos alejaría el objeto de interés de la vista, pero esos giros son detectados por los sensores del aparato vestibular y, a través de un arco reflejo (*reflejo óculo-vestibular*), consiguen mover los ojos en dirección contraria, exactamente lo justo para compensar el movimiento de la cabeza.

Al girar, el líquido de los canales vestibulares (*endolinfa*) se mueve en dirección contraria al giro, por inercia, y estimula los *cilios* del epitelio sensorial, generando una pequeña corriente eléctrica, el código que indicará a los centros del equilibrio que hemos girado en uno de los tres planos. Al jugar a tener *vértigo* —crear una percepción de movimiento del mundo—, el frenazo brusco, por la inercia de la *endolinfa*, crea un estímulo en dirección contraria, confundiendo al cerebro: aparece el divertido vértigo. Guay.

Jugar a inducir vértigo permitió que el cerebro pudiera anticipar la información de los sensores del oído, gracias a la copia eferente. A base de repetir acciones voluntarias, podemos saber que las consecuencias sensoriales las producimos nosotros y vamos habituándonos, si no hay una evaluación de amenaza respecto a lo que hacemos.

—Voy a jugar a marearme.

El cerebro sabe que cada gesto motor propio produce unos datos sensoriales determinados. Una vez los conoce, ya no tienen interés y los filtra. No cae en la trampa del vértigo. No tiene gracia. Por eso no conseguimos hacernos cosquillas. El cerebro sabe, gracias a la copia de la orden motora —copia eferente—, que los estímulos en la axila son la consecuencia de una orden propia. Tampoco nos sorprende una noticia, un bombazo formidable, si nos la acabamos de inventar.

—Me ha tocado la lotería. Lo intuyo.

Wishful thinking, hipótesis fundamentadas en el deseo. Una dinámica engañosa que potencia el pensamiento mágico, supersticioso. El sistema neuroinmune procesa la realidad, en muchos casos, desde la pulsión de lo que queremos o tememos. Ni el miedo ni el deseo modifican la realidad. El miedo a que el ascensor se quede parado no lo detiene. El deseo de que nos toque la lotería no aumenta la probabilidad de ser premiados con el gordo.

53 Vértigo paroxístico benigno

No recuerdo haber padecido vértigo en la infancia, salvo el provocado por el juego, pero sí lo viví en uno de mis hijos. Me lo encontré en el pasillo quejándose de mareo intenso, con sensación de que todo se movía. Iba dando tumbos. Al explorar los ojos, comprobé que tenía *nistagmus*, un movimiento en sacudidas de los ojos, que se activa de modo fisiológico cuando miramos algo que pasa delante de los ojos o leemos los renglones de un texto (*nistagmus optocinético*), pero lo hace de modo patológico, espontáneamente, cuando el sistema no hace lo que debe.

Lógicamente, me vinieron a la mente las hipótesis más catastrofistas, pero al final concluí que era un episodio de *vértigo paroxístico benigno,* otro equivalente migrañoso en la infancia. Con los años, la migraña adulta presentó a mi hijo sus credenciales, con aura incluida.

No hay una explicación clara para el vértigo migrañoso. No hay nada lesionado. El aparato vestibular es normal, pero si se investiga con pruebas de laboratorio, se puede detectar una mayor sensibilidad neuronal a diversos estímulos sensoriales.

En mis propias carnes no recuerdo más incidentes de vértigo que los perfectamente explicados y justificados, aparecidos al tumbarme en la cama y apagar la luz con más alcohol de lo debido —«el barco»—. Al menos, me sirvieron para comprender los relatos de quienes los padecen de modo recurrente, aunque no hayan probado ni gota de alcohol. Con el vértigo, uno se quiere morir.

Sea lo que sea la migraña, lo cierto es que corresponde a un estado neuroinmune que no se explica ni justifica por ninguna lesión, pero que puede instaurar una penosidad e invalidez extremas. Las crisis de vértigo contribuyen a afligir aún más a los pacientes, por si no tenían bastante con el dolor, los vómitos y la intolerancia sensorial. Los expertos aportan la consiguiente etiqueta para esta situación: *migraña vestibular*.

Proyectar en la conciencia una percepción de equilibrio, diferenciando correctamente si se mueve el mundo, nosotros o los dos a la vez, manteniendo la mirada en los puntos de interés, nos parece algo sencillo. Sucede y ya está.

Todo en biología es complejo. El equilibrio también. De hecho, me llevó un año conseguir dar mis primeros pasos. La red neuronal tiene que aprender a integrar la información sensorial de la retina, el aparato vestibular del oído interno y los mecanosensores del aparato locomotor. En ausencia de enfermedad-lesión, es algo que todos conseguimos con más o menos habilidad. Hay quienes incluso pueden hacer cabriolas inverosímiles y caer de pie para saludar al público. Creo que no es mi caso.

54 La casa misteriosa

No he sido muy aficionado a las atracciones de feria que giran. Acababa mareado. En una ocasión, entré en una que decía «la casa misteriosa». Aparentemente, no había nada especial. Una casa normal, pero, al cabo de un rato, se sentía mareo y la casa se movía. Eso fue todo. De haberlo sabido, no habría entrado. Lo último que deseaba en una atracción era pagar por marearme.

El misterio se desvanece si conocemos el truco. Visualmente, la casa era normal: suelo en apariencia nivelado y paredes verticales, perpendiculares al suelo. Sin embargo, el suelo no estaba perfectamente nivelado. Tenía, adrede, una leve inclinación. Los sensores gravitatorios lo detectaron, así como los mecanosensores de músculos y articulaciones. Los datos sensoriales, por lo tanto, no eran coherentes. Para la vista, la casa era como todas, pero los sensores del oído, influidos por la plomada subjetiva y la tensión de los músculos que mantenían el equilibrio, decían lo contrario: «esta casa está torcida, digan lo que digan los ojos».

Si antes de entrar me hubieran informado del truco, no habría desperdiciado la peseta, que era el precio standard de las atracciones en mi época. La información —«el suelo está inclinado»— me habría ahorrado el mareo-vértigo y la peseta.

Otro vértigo muy común es el del tren. Supongo que alguna vez le ha pasado. Estando quietos en la estación al costado de otro tren parado, podemos sentir que nuestro tren se pone en marcha. Vamos dejando atrás los vagones del otro, hasta que pasa el último. En ese instante, nuestro tren virtual se para en seco. Se vuelve real.

Hasta ese momento, hemos padecido un vértigo, una alucinación de movimiento proyectada sobre nuestro cuerpo, sentado en el tren. La inercia del viaje impone su interpretación ante el movimiento relativo de los dos trenes. Alguno de los dos se mueve. ¿Cuál de ellos? Hasta ese momento de la parada, era el propio —la opción alternativa sería descabellada: que todo el mundo se movía estando usted quieto en el tren—.

Sucede lo mismo con la ilusión de la cascada, descrita nada menos que por Aristóteles. Si uno está fijo mirando caer el agua de una cascada y, al cabo de un tiempo, desvía la mirada a la orilla, la verá desplazarse —vértigo— en dirección contraria a la de la caída del agua. En ambos casos —tren y cascada— basta un simple ejercicio de proyectar el movimiento al otro tren o a la cascada para que desaparezca la ilusión de movimiento, el vértigo. En cualquier caso, ese vértigo no se acompaña de sudoración, salivación ni vómitos. Es, simplemente, un error de interpretación del movimiento relativo: nuestro tren o el del costado. «Mi tren se ha puesto en marcha». No tiene sentido que el sistema neuroinmune evalúe «enfermedad adquirida por vía digestiva». Forzando mucho la metáfora, vemos al Sol moverse por el cielo como si girara en torno a la Tierra, pero se trata de una ilusión, un «vértigo». Es la Tierra la que gira alrededor del Sol.

Tal como hemos visto con la «casa misteriosa», los datos del aparato vestibular, los de la vista y los del aparato locomotor tienen que ser coherentes. Si no lo son, podemos perder la sensación de equilibrio. Por supuesto, cuando nos movemos mucho y, además, otros sujetos o los objetos del entorno también lo hacen de modo impredecible, el cerebro tiene que integrar un flujo complejo de datos del oído, la vista y los sensores del aparato locomotor.

Me crie en el campo en suelos irregulares, subiendo y bajando cuestas a todo correr, o haciendo *bilimbolos* —rodar por las pendientes—. Sin problemas. Probablemente, había una ligera incoherencia entre los datos, dado el ajetreo, pero el cerebro aprendió a gestionarla. Se habituó. La naturaleza no tenía truco, desinformación, tal como sucedía con «la casa misteriosa». El juego facilita la habituación, el aprendizaje, la exploración libre.

Como sucedía con las tripas y el *colon irritable,* ya estaba en marcha por aquel entonces el proceso kafkiano del mareo crónico, un estado que padecí siendo adulto. El mareo con los viajes —*cinetosis*— y los tiovivos… De aquellos polvos vinieron luego algunos lodos. *Aparato vestibular irritable.*

55 El pánico a las alturas

El miedo a los precipicios viene de fábrica. La evolución ha tomado nota de la inconveniencia de precipitarnos al vacío y venimos al mundo con programas que tratan de evitar estar en los bordes. La excepción a esta regla se da en los polluelos de aves que construyen el nido en el borde de acantilados. Para sobrevivir, tienen que abandonar el nido en busca de comida y los progenitores los animan a asomarse al vacío y tirarse. Sorprendentemente, a pesar de que el descenso genera varias colisiones con las rocas, sobreviven en su mayoría, debido a la ligereza y propiedades elásticas de los tejidos, como si fueran de goma.

De niños, jugábamos a asomarnos a los precipicios. Se notaba el cosquilleo en el estómago. Conseguí así habituarme, tolerar el escenario de un abismo a mis pies. Era capaz de sentarme en el borde de «El salto del agua», a 270 metros del suelo, y contemplar la caída del modesto hilo de agua que da nacimiento al río Nervión, un humilde caudal que ni por asomo podía soñar que acabara nada menos que en Bilbao.

Un mal día, estaba con mis hijos jugando por el cauce seco del río, a unos 100 metros de la cascada. Me entró pánico, pensando que alguno de ellos, por descuido, pudiera despeñarse.

—Hala, vámonos.

Desde ese infausto día, no tolero los balcones.

Realmente, lo que se siente en la altura no es vértigo, sino un ataque de angustia de difícil control. El cerebro imagina la acción de lanzarse al vacío. Es un contrafactual: «¿y si me da por tirarme?» enfrentado al contrario «aléjate de ahí».

Toda idea que implique una acción posible prepara el programa motor que la ejecuta («principio ideomotor»). Uno siente los músculos dispuestos ya a ejecutar lo que el cerebro imagina (teme). Es un conflicto entre dos propuestas del síndrome de piernas inquietas: lanzarse o alejarse de la barandilla. Hasta ahora, siempre ha vencido la opción más juiciosa. Tenía que acabar el libro.

56 Dependencia visual

Ya hemos visto cómo se apaña el organismo para situarse en el campo de gravedad sin caerse, a pesar del movimiento propio y ajeno. Basta la información de los sensores del aparato vestibular y los del aparato locomotor para mantener el equilibrio con los ojos cerrados. Si los abrimos, la aportación visual refuerza la seguridad. Los ciegos se manejan bien sin esa información.

Cada uno organiza la función del equilibrio a su modo. Es una función aprendida a base de experiencia. Hay pacientes muy sensibles al movimiento propio y ajeno. El flujo óptico, en entornos con objetos y sujetos moviéndose, por ejemplo, en una calle con mucha animación de peatones y vehículos, en un supermercado… les genera mareo, aturdimiento, incertidumbre, ganas de escapar de ese barullo visual. No hay ninguna patología. Su red neuronal está sensibilizada a ese entorno. Ha optado por el procesamiento en estado de alerta, en lugar de generar habituación.

Cada uno desarrolla modos distintos de estar en el mundo. Las imágenes, el movimiento, los olores, los sonidos, las luces… contienen información, atribución de posibles impactos, expectativas.

La irritabilidad nos define como seres vivos. Ya hemos visto que el colon, el corazón, el aparato vestibular pueden ser «irritables», no siempre por condición propia —patología—, sino prestada por un sistema neuroinmune que evalúa amenaza en entornos inofensivos. El modo hipersensible, irritante, genera sufrimiento e invalidez. El exterior se vuelve hostil, insoportable. Los estímulos visuales móviles, en este caso, facilitan la percepción de mareo. No hay nada patológico. Es un modo sensible de estar en el mundo.

Siguiendo con la costumbre de las etiquetas, los expertos han alumbrado una nueva, esta vez, para el mareo:

—¿Por qué me mareo?

—Usted padece un PPPD (*Persistent Postural Perceptual Dizziness*). Un mareo postural perceptivo persistente.

Hay que explicar el significado de la etiqueta, es decir, biología del equilibrio, y animar a salir al mundo sin miedo para recuperar la racionalidad de la red neuronal, la tolerancia. En estos casos, existe un déficit de habituación a estímulos sensoriales [53].

Como con el resto de las etiquetas, hay que interiorizar la convicción de organismo sano, la conveniencia de jugar con la función alterada, evitando evitar, exponiéndose a los escenarios y actividades que uno teme. Por lo general, basta con esa estrategia. En los casos rebeldes, se puede recurrir a la rehabilitación con plataformas móviles y realidad virtual, pero el objetivo es solucionar la movilidad en universos reales promoviendo la habituación, la tolerancia. Los pacientes de PPPD son sensibles a las transiciones de escenario: salir del coche y caminar.

57 Me afectan los cambios

Sapiens (*m.n.t.*) es una especie que ha evolucionado dotándose de poderosos recursos de adaptación a los entornos más dispares. La cultura nos ha vuelto cómodos y amantes de la estabilidad. Si hace frío fuera, nos dotamos de fuentes de calor. Si hace calor, disponemos de refrigeración. Si necesitamos comida, nos basta con abrir el frigorífico. Si tenemos sed, siempre hay una botellita a mano.

La disponibilidad de recursos artificiales ha facilitado la hipersensibilidad a los cambios. El organismo puede aborrecerlos. Cambios de tiempo, cambios hormonales, cambios de escenario, cambios posturales, cambios de entorno visual… La evitación ha ganado a la exploración como estrategia.

—Me afectan los cambios. ¿No me puede dar algo para que no me afecten?

El cambio puede estresar si nos hemos sensibilizado a la novedad, a lo incierto. La cultura experta puede alimentar la fobia al cambio, aconsejando a los pacientes que sigan una vida ordenada, regular, sin sorpresas. Siempre las mismas horas de sueño, a poder ser, a la misma hora. Nada de sorpresas ni salidas de tono.

—Para prevenir las crisis, debe llevar una vida ordenada. Identifique los desencadenantes y evítelos.

No sé, no sé… Promover la sensibilización a los cambios no me parece buena idea. Los pacientes con síndromes irritables lo que necesitan es potenciar la habituación.

Desde la perspectiva biológica adaptativa los cambios, la variación es necesaria para generar un buen aprendizaje. El consejo debería ser el contrario: evite la monotonía, explore, introduzca cambios, adáptese, juegue. Sin miedo, con libertad.

58 ¡No te rasques!

Cuando mi madre nos pillaba rascándonos la cabeza, especialmente si coincidía con la hora de dormir —según su criterio—, nos mandaba al dormitorio:
—¡No te rasques! ¡Vete a dormir, que te mueres de sueño!
El picor era, para mi madre, un síntoma de sueño que intentábamos eludir con el rascado. Supongo que teníamos piojos, pero en aquella época no se le daba importancia.
Tal como sucede con el síntoma «dolor», el picor no se produce en la piel ni en las mucosas. La expresión «me pica la nariz, los ojos, la cabeza…» no es correcta, al igual que sucede con la de «me duele el estómago, el pie o la cabeza».
La piel y las mucosas contienen las ramificaciones terminales de un tipo especial de neuronas vigilantes: los «pruriceptores». El término es inadecuado. No detectan el picor (*prurito*), sino la presencia de moléculas internas y externas que el sistema neuroinmune evalúa como amenazantes y, por lo tanto, deben eliminarse… con el rascado.
Hay muchas moléculas que detectan los sensores de los pruriceptores. La más conocida es la *histamina*. Las ortigas nos clavan con su aguijón varias de ellas, para que las dejemos en paz. Los piojos y otros bichos las liberan para producir una vasodilatación en la zona de la picadura y obtener así más sangre. Los mosquitos no se divierten produciéndonos picor. Sólo quieren nuestra sangre. El sistema neuroinmune detecta el impacto de la picadura y activa la respuesta defensiva: percepción de *qualia* picor y el rascado.

Los sensores codifican (*transducen*) el contacto con esas moléculas en una señal eléctrica que se transmitirá a diversos centros de procesamiento. El soporte físico, neuronal del «picor» es igual que el del «dolor» o el del «color azul». Son señales eléctricas. En función del lugar de origen y de destino, la coincidencia con las señales eléctricas de otros orígenes y destinos y lo aprendido a lo largo del aprendizaje, esas señales generarán en la red una evaluación de amenaza que se expresará en la conciencia como ganas de rascarse. Cómo se produce la emergencia de la cualidad «picor» en base a un tren de señales eléctricas es un misterio, el misterio de la conciencia.

Lo único que sabía es que no tenía sueño y que me picaba la cabeza. La hipótesis de mi madre no era correcta.

El rascado tiene una propiedad interesante: genera contagio, al igual que el bostezo. Invita a los que los observan a imitarlo. Los dos cumplen una función social: eliminar parásitos —picor— y recuperar la atención decaída —bostezo—.

El picor puede aparecer desde la más tierna infancia, incitando al rascado y dando lugar a diversas lesiones cutáneas, sin que existan moléculas peligrosas que eliminar en la piel. No hace falta. Basta con que el subsistema inmune así lo evalúe y que su colega neuronal colabore, activando la conectividad que da lugar a las ganas de rascarse. El picor, como el dolor, puede responder a una estructura kafkiana. *Síndrome de la piel irritable.*

Recuerdo vagamente que, a veces, me picaba algo y me rascaba. No tuve grandes problemas, en ese sentido. Aceptábamos la hostilidad de las ortigas cuando había que recoger el balón que había caído en su territorio.

59 Tienes fiebre. Quédate en casa.

Costaba abandonar la cama para ir al colegio, pero no había más remedio que obedecer. Si llegaba tarde, el fraile me castigaba con memorizar una estrofa de la *Oda a la vida retirada* de Fray Luis de León. Aún recuerdo alguna:

¡Qué descansada vida
La del que huye del mundanal ruido
Y sigue la escondida senda
Por donde han ido
Los pocos sabios
Que en el mundo han sido!

Había días que me libraba del madrugón y de la estrofa.
—*Amá*, me duele la cabeza —o la garganta—. Creo que tengo fiebre.
—Ponte el termómetro…
Deseaba fervientemente estar enfermo.
—¡38,5! Quédate en casa, no vas al colegio.
Me arrebujaba en la cama esperando el café con leche ardiendo, una aspirina y el ladrillo caliente envuelto en papel de periódico para los pies. Puede que mi madre incluso añadiera un poco de coñac, para hacer la combinación más «fuerte». Al cabo de unas horas, me despertaba completamente sudado, con menos dolor y sin saber qué hacer, echando de menos el colegio.
El sistema motivacional, de castigo-recompensa, trabaja desde la perspectiva del corto plazo. Más vale pájaro en mano que ciento

volando. Si tienes comida delante, cómela —beneficio a corto plazo—, aunque te sobren 10 kilos —perjuicio a medio y largo plazo—. Si tienes fiebre, mejor. Te libras del colegio —beneficio a corto plazo—, aun cuando luego te aburras —perjuicio a medio y largo plazo—.

La fiebre forma parte de un programa defensivo que activa el sistema neuroinmune para proteger su integridad física. Cuando un mal bicho destruye nuestras células (*necrosis*) se despliega la respuesta inflamatoria local, pero, además, las terminales neuronales sanas vecinas informan a los centros de procesamiento de lo que ha sucedido y dónde, a la vez que los mensajeros sistémicos —citoquinas— viajan por la sangre contando lo mismo, pero sin poder precisar el lugar.

El cerebro recibe los mensajes y pone en marcha la llamada *respuesta de enfermedad*: un programa cuyo objetivo es motivar al individuo a desarrollar la correspondiente *conducta de enfermedad*. El paciente tiene que sentirse enfermo para conducirse como tal: la temperatura aumenta, se sensibilizan los nociceptores —lo cual facilita la salida de señal de nocividad de los tejidos dañados— y el sistema de alerta-protección se potencia. Desaparecen las ganas de interactuar con el mundo —en mi caso, el colegio y Fray Luis de León—, se instala un modo cognitivo negativo, catastrofista, que intenta averiguar qué hemos podido hacer mal para que nos encontremos así y, finalmente, nos cuesta más pillar el sueño, ya que tenemos una cuestión pendiente: la supervivencia. El organismo nos necesita despiertos.

La conducta de enfermedad se observa en otras especies animales, por ejemplo, en las abejas, lo cual indica que somos más animales de lo que pensamos o los demás animales son más humanos [54].

En mi caso, el estilo cognitivo era de alegría por quedarme en la cama y, con el brebaje de mi madre, me quedaba dormido como un ceporro. Pasadas unas horas, se instalaba también el catastrofismo y el insomnio, es decir, el aburrimiento. Don Mariano dictaminaba, tras mirar la garganta y auscultar el pecho.

—¡Saca la lengua! ¡Más! ¡Abre bien la boca!

El fantasma de las anginas y la operación para quitarme las «carnes falsas» agitaba mi mente.

—Nada. Un catarro sin importancia. Que se quede en la cama un par de días. Dale la aspirina mientras tenga fiebre.

Afortunadamente, todo volvía a su cauce en un par de días y volvía al colegio con la justificación escrita de mi padre, con más mocos y más verdes de lo habitual.

El programa «respuesta de enfermedad», sin fiebre, pues no hay destrucción de tejido, puede activarse sin necesidad por el sistema neuroinmune. Basta con que opere erróneamente una evaluación de enfermedad. Es lo que sucede en la etiqueta *fibromialgia*. Hablaremos de ello más adelante, cuando ya sea un neurólogo con cierta experiencia.

La aspirina bloqueaba la información de los tejidos necrosados. El sistema neuroinmune actuaba así, **como si** no estuviera sucediendo nada. Yo me encontraba mejor, con menos dolores, con más ganas de retomar la actividad escolar —jugar al fútbol con los amigos—, pero eso retrasaba la recuperación. La fiebre me defendía, aunque me hacía sentirme peor.

—*¿Entonces, no hay que bajar la fiebre? ¿No es peligrosa? ¿No produce convulsiones en los niños pequeños?*

La convulsión febril aislada es relativamente frecuente entre los seis meses y los seis años y lo importante no es bajar a toda costa la fiebre, sino averiguar su origen —por ejemplo, una infección— para proceder a su tratamiento. La convulsión genera, lógicamente, mucha ansiedad en los progenitores, pero si no se dan elementos clínicos que sugieran una causa patológica cerebral y el niño se recupera bien, hay que tranquilizar a los padres y evitar exploraciones e ingresos innecesarios.

No es necesario administrar antipiréticos. Si los recomendamos, es con la intención de eliminar el malestar subjetivo de la fiebre. No está claro cuál es el mecanismo de la convulsión, pero no depende de la cifra de la temperatura, sino de las alteraciones bioquímicas que genera el proceso infeccioso [55].

60 ¡Corre, huye de aquí! El fiflí

Todos los seres vivos disponemos de recursos, programas seleccionados para sobrevivir, que nos mueven en la buena dirección —hay comida, buena gente, pareja— y nos alejan de escenarios potencialmente peligrosos.

El peligro no siempre se nos muestra con nitidez. El depredador intenta pasar desapercibido o, incluso, puede camuflarse, imitando el entorno. No sorprende por ello que, ante cualquier estímulo inesperado, novedoso, no catalogado ni habituado, muchos salgan huyendo y, si no es posible, se dispongan a luchar.

El programa de «lucha o huida» es un estado complejo de organismo que lo prepara para salir por piernas con la máxima celeridad posible o enfrentarse al peligro, echando mano de todo nuestro potencial bélico.

En inglés, la reacción de lucha o huida se llama *fight or flight*. Si quitamos las consonantes finales, nos quedamos con la fonética sustancial y la castellanizamos, estaríamos hablando del «fiflí».

Un pájaro que está picoteando en el suelo tan tranquilo —modo basal— emprenderá el vuelo si oye un ruido inesperado o cualquier otro estímulo. Se activa el modo *fiflí*, un recurso que inyecta rápidamente la energía necesaria para despegar y salir volando. Evidentemente, el término *fiflí* me lo he inventado y lo utilizo para explicar la respuesta de lucha o huida.

En innumerables ocasiones, nuestro organismo habrá activado el recurso del *fiflí*. Los atletas lo tienen preparado para salir por piernas con el objetivo puesto en la victoria. ¿Qué sucedería si, estando ya activado el recurso, no se da el pistoletazo de salida por tiempo indefinido? Muy sencillo: el atleta se desmayaría. Tendría un síncope.

Veamos:

El organismo puede encontrarse en dos modos de actividad: el vagal —parasimpático— y el adrenérgico —simpático—, relacionados cada uno de ellos con una actividad en un contexto.

Hay escenarios de reposo físico. El organismo se centra en tareas de procesamiento de lo comido, en el vagabundeo mental (*mind wandering*) u otras tareas que no exigen gasto extra de energía. El escenario no contiene incertidumbre, real ni virtual —imaginada—. La respiración es pausada, el ritmo cardíaco es tranquilo, la piel tiene el color más o menos sonrosado habitual y uno está quieto, de pie, sentado o tumbado. El trabajo muscular es mínimo. Con la glucosa basal, hay suficiente energía. El organismo estaría en modo reposo, vagal —parasimpático—.

Supongamos que estamos de pie y que, sin pedir permiso, el organismo pasa del modo energético basal al del fiflí, el adrenalínico. La tensión arterial sube, la frecuencia cardíaca se acelera, la amplitud de la respiración aumenta, la piel palidece y aparecen unas gotas de sudor. Siente además un malestar en la boca del estómago, una desazón y un deseo de abandonar el escenario, de huir como un pajarito cuando oye cualquier ruido o, por el contrario, de luchar-competir.

El fiflí, además, ha inyectado un plus de glucosa en los vasos y ha reorganizado el flujo de sangre por el organismo. La digestión puede esperar. Lo que toca es huir o luchar-competir, salir por piernas.

Pero, oye, ¿qué hace? ¿Por qué no sale huyendo? ¡Se ha activado el fiflí! El emoticono del programa para luchar o huir lo siente usted como una vaga sensación de abandonar el escenario, pero decide seguir allí...

Un mal día, se me activó el fiflí en la iglesia. Tendría unos 10 años. Don Mariano me había recetado un brebaje para las lombrices. Era domingo y solía comulgar. Estaba, por lo tanto, en ayunas. Había leído el prospecto, con todas las advertencias de posibles efectos secundarios.

El cura ordenó ponernos de pie. Al rato, empecé a sentirme mal. Se me nubló la vista y en unos segundos caí desplomado, inconsciente. Recuperé el conocimiento en brazos de alguien que me llevaba al exterior a que me diera el aire. Sentí vergüenza por haber creado el alboroto y simulé otro desmayo, a sabiendas, aunque estaba atento a todo lo que sucedía a mi alrededor.

A ver, lector: deje la lectura y piense con los datos que le he dado dónde está la explicación del desmayo. ¿Qué es lo que falló?

—*Puede que hiciera calor en la iglesia, estaría lleno de gente, el incienso... Y, bueno, no había desayunado, le faltaría glucosa, estaba nervioso por el medicamento y las lombrices...*

¿Y el fiflí?

Creo que las explicaciones que le dieron a mi madre son las que usted ha sugerido. Por supuesto, nadie mencionó el fiflí.

—*Puede que fuera una bajada de tensión. No sé.*

Sin ninguna duda, pero ¿por qué? Ya le he dicho que el fiflí sube la tensión arterial, para que la sangre llegue a donde se necesita. Las jirafas también activan el fiflí cuando huyen. Su cabeza está a dos metros del corazón y, sin embargo, no se desmayan. Sólo los *sapiens* (*m.n.t.*) nos desmayamos sin una explicación médica. Un animal que huye del depredador con el fiflí a tope puede desmayarse, pero sólo cuando constata que no tiene escapatoria y deja de moverse con agitación.

Le doy pistas: en la iglesia, quieto, de pie, con el fiflí activado...

—*No se me ocurre nada. Me rindo.*

Durante muchos años como profesional, habría opinado como usted. Ni siquiera me habían hablado del fiflí, la respuesta de lucha o huida. La iglesia es un escenario habitual para desmayarse. Otro bastante común es el laboratorio, a la hora de la extracción de sangre. También es un clásico el soldado que se desploma estando en formación.

Tuve la primera noticia de la existencia de la respuesta de lucha o huida (fiflí) leyendo un artículo de George L. Engel, un prestigioso internista, creador del Modelo Biopsicosocial [56].

El instinto de evitación de daño me ha jugado malas pasadas, pero la búsqueda de novedad me ha permitido avanzar en la tarea de comprender muchas cosas. Tiré de biblioteca para profundizar en el nuevo concepto (*fight or flight response*) e imaginé una propuesta para explicar retrospectivamente mi desmayo eclesiástico y el de los pacientes, desde la perspectiva del *fiflí*. Presenté mi teoría en una sesión clínica del hospital, la he presentado en el blog y en los cursos a profesionales, pero no pasa de ser una anécdota. Les hace gracia lo del fiflí.

La cuestión está clara: el fiflí prepara el cuerpo para una acción contundente. El mensajero *adrenalina* enciende los motores: taquicardia, hipertensión, hiperventilación, hiperglucemia. Es decir, energía. Sin embargo, la clave está en la derivación preferente de esa sangre cargada de energía a las extremidades inferiores, a sus músculos, pues son los que tienen que ejecutar la escapada, la carrera.

La sangre derivada a los músculos tiene que volver al corazón por las venas, pero si no hay contracción muscular, se remansa en los miembros inferiores, inmovilizándose una cantidad sustancial. El corazón es un músculo que envía sangre a presión a todo el organismo. Los músculos de las extremidades inferiores actúan como un segundo corazón que devuelve la sangre de regreso al músculo cardíaco.

Si el organismo prepara la huida y el individuo permanece quieto y de pie, la sangre no retorna al corazón con la debida celeridad. La tensión, que inicialmente había subido, se desploma, porque gran parte de la sangre sigue en las extremidades inferiores, esperando a que el individuo ejecute la acción solicitada —

huir—. El pulso es débil y rápido, salvo en los casos en los que se activa la contraregulación del parasimpático: al no llegar sangre a la aurícula derecha cardíaca, se activa un reflejo que apaga el modo adrenalina e impone el contrario, el vagal. El pulso, en ese caso, será normal, pero muy lento.

—*No me he desmayado nunca. Suena interesante, pero complicado. Sigo pensando que el calor, la aglomeración...*

Son los tópicos que la cultura experta ha difundido.

Por si fuera poco, siempre hay alguien que capta la palidez y cara de circunstancias del momento.

—Estás pálido. ¿Te pasa algo? Respira hondo.

Es un mal consejo. El fiflí incluye hiperventilación; la sangre está saturada de oxígeno —inspiración— y el anhídrido carbónico está bajo —espiración—, ya que se elimina, pero no se produce —no se genera actividad muscular—. El anhídrido carbónico es un estimulante de la circulación cerebral. Si baja por la hiperventilación sin consumo de energía, se compromete el riego de la cabeza. Si obedece al listo que le aconseja respirar hondo, está perdida. El anhídrido carbónico cae aún más, las arterias que riegan la cabeza se estrechan y se precipita el desmayo.

No me habría desmayado si no hubiese obedecido al cura y hubiera permanecido sentado, pero era pecado. Tampoco habría sucedido el percance de haber salido corriendo de la iglesia, pero no era una conducta apropiada.

Queda otra opción: nada de eso habría sucedido si mi sistema neuroinmune se hubiese mantenido en régimen basal, adaptado al contexto de la misa —de pie, quieto, concentrado en los rezos y los cantos— y no al de un escenario peligroso que había que evitar con urgencia.

La cosa no acaba ahí. En urgencias, le dirán que ha sido una bajada de tensión, después de descartar causas serias del aparato circulatorio. El sistema neuroinmune grabará el escenario y sus consecuencias y puede que vuelva a repetirse el conflicto: huir de ese escenario. Además, la información de los expertos habrá añadido el estigma «soy de tensión baja». *Síndrome del sistema simpático irritable.*

Mi hija pequeña sufrió su primer fiflí en el colegio. Ya conocía el mecanismo, porque se lo había explicado con ocasión de un desmayo de su amiga. Repitió en varias ocasiones y lo que más temía era que le llevaran al hospital. Cuando iba recuperando la conciencia, rodeada de los curiosos, lo primero que farfullaba era: «tranquilos, es un fiflí. Quiero ir a clase».

No recuerdo ningún percance más en la adolescencia hasta los 16 años. Se me daban bien los deportes. Fútbol, cross, baloncesto... Disfrutaba con la música. Me sentía sano, un «sano imaginario».

61 **Pleura**

Un sábado me sentí extrañamente agotado jugando —y perdiendo— un partido de baloncesto. Lo comenté al entrenador y un doctor me examinó. Tras percutir y auscultar el tórax, lo tenía claro:
—Es un derrame pleural.
Me recomendó que suspendiera las clases y el internado y que me llevaran a casa.
Ya no ejercía don Mariano. Otro doctor me recomendó reposo estricto en cama y comer con abundancia. Prescribió cuatro inyecciones «fuertes» (estreptochemicetina), cuatro inyectables intravenosos de *calcium Sandoz* e inyecciones de extracto de hígado de bacalao. El reposo era algo inevitable en aquella época.
Confiaba ciegamente en la medicina. Aguanté los aguijonazos y cumplí con el consejo de reposar y comer. Estuve tres meses sin salir de mi cuarto. Por la ventana veía una pared desconchada. Me entretenía viendo en sus desperfectos caras diversas. Es una tendencia difícilmente reprimible. Vemos caras por todas partes, en las nubes y las tostadas. Yo en la pared del vecino.
Esa tendencia a percibir lo que no existe *(pareidolia)* es inevitable. Es un peligro para los profesionales sanitarios. Perdemos objetividad en la exploración, al palpar, por ejemplo, estados impalpables. Las nubes son reales, pero las caras no, aunque las veamos. Al cerebro se le da bien el mundo virtual. Piense en los sueños.
Cumplidos los tres meses de confinamiento estricto en la cama, salí al exterior con bastantes kilos de más. Volver al mundo fue una experiencia imborrable. Me llevaron al puerto de Campanzar,

en las faldas del Udalaitz, la peña simbólica de mi pueblo, a ver la naturaleza. Me había perdido la convocatoria de junio para obtener el título de bachillerato superior —la reválida de sexto— y, ya desencamado, me presenté en septiembre y pasé la prueba.

Me encontraba perfectamente. Recuperé la forma física habitual. Ganamos un concurso de conjuntos músico-vocales en el colegio femenino del Sagrado Corazón. Nuestro grupo se llamaba «Los sesenta y cuatro dieciseisavos», $^{64}/_{16}$. Éramos —como no podía ser de otra manera— cuatro —¡otra vez el cuatro!—. Interpretamos *Et maintenant* de Gilbert Bécaud y el twist *Speedy Gonzáles* de Pat Boone. El premio fue realmente extraño: una botella de vino quinado Sansón. Alguno —no yo— tuvo el barco esa noche.

Sacaba los cursos adelante, con buenas notas. Salvo lo de ligar —evitación de daño—, no me iban mal las cosas, pero…

62 Hemoptisis

Un mal día de mayo, noté un extraño carraspeo. Tosí y comprobé, aterrorizado, que salió sangre roja, abundante. Creí morirme. No había nadie en casa. Conseguí que me viera el mismo doctor que me había atendido por el tema de la pleura.

—Son nervios. Los exámenes… Tranquilo.

Era lo que quería oír (*wishful thinking*). Me hizo una receta para «coagular la sangre» y me fui con ella a la farmacia de Tellería. Volvió mi madre, llamó a la practicanta y la inyección surtió efecto. Se fueron la tos y la sangre.

Recuperé con la inyección la condición de «sano imaginario». Acabé el curso de preuniversitario y me matriculé en selectivo de ciencias para estudiar ingeniería de caminos en Madrid.

La universidad me decepcionó. Llegué bien preparado del *Insti*. Las clases consistían en tomar apuntes. No había ni asomo de incitación al pensamiento. Mi madre me buscó una patrona. No conocía a nadie. Me sentía cansado, sin fuerza, deslocalizado. En el segundo trimestre, volví a sentir el extraño carraspeo en el pulmón y, al toser, apareció la misma sangre roja. Suspendí las clases y me volví a Mondragón.

Me vio en Vitoria un especialista de «pulmón y corazón»:

—Es una tuberculosis pulmonar. La pleuresía del año anterior también fue tuberculosa. Reposo, comida abundante y estos medicamentos.

Volví a la habitación, al confinamiento, con la moral más baja que en el primero.

Mi sistema inmune había conseguido limitar la extensión del bacilo en el primer contacto —pleuresía—. El bicho se acuarteló en los pulmones, esperando la oportunidad de volver a las andadas, esta vez, con sangre. La segunda oleada… Además del reposo estricto y el engorde, se recomendaba, por aquel entonces, respirar aire puro de la sierra en un sanatorio, una extraña palabra.

63 Año sabático en la sierra

Por convenio del seguro escolar con el sanatorio privado del doctor Zapatero, me fui para la sierra de Guadarrama, a Tablada, a curarme con el aire serrano. Desde el primer día me encontré perfectamente. La hidracida, el PAS y la estreptomicina hicieron su trabajo.

El sanatorio era pequeño. La mayoría de los internos éramos universitarios. Había mucha actividad. Hice teatro (*Los justos*, de Albert Camus; *Escuadrón hacia la muerte*, de Alfonso Sastre y otra que ya no recuerdo) y música con un trío estilo los Panchos. Organizábamos ciclos de conferencias, campeonatos de parchís, cine fórum, excursiones, fútbol —clandestino—.

Cada año, se celebraban elecciones para organizar las actividades. Había dos partidos «políticos»: el de Acción Católica y el PITO (Partido Intransigente Tuberculoso de la Oposición). Perdimos por un puñetero voto. La derecha se hizo con el poder, pero seguí colaborando con las actividades clásicas.

Permanecí año y medio en una tregua sabática, sanándome con el aire puro de la sierra y con los fármacos. Reorganicé mi mente. Perdí algunos pudores y, sobre todo, decidí renunciar a los caminos y puertos y dedicarme a la medicina. Como se ve, uno puede estar enfermo, con tuberculosis, y no enterarse. Enfermedad real y virtual… ¡Los nervios! Tampoco se enteró el doctor…

Durante algunos años, de cuando en cuando, sentí dolor en el hemitórax del pulmón enfermo después de salir del sanatorio. Se activaba la alerta hasta que el dolor se iba como había venido. Cuando me despierto, todavía hay veces que me aparece un dolor bastante intenso en un costado al intentar moverme. Me concentro en imaginar un músculo contraído y proyecto la idea de relajación asociada a una respiración lenta, sosegada. En unos segundos, se pasa.

Otras veces, siento dolor por la parte central de la espalda. No puedo librarme de pensar en causas serias, como un aneurisma de aorta o algo peor. Tengo que hacer también el trabajo de interiorizar calma. A veces se resiste, pero generalmente se desvanece en menos de un minuto.

64 Alergia

Ya en el primer año de carrera, en Valladolid, allá por mayo, tuve lagrimeo, estornudos incontenibles y un leve broncoespasmo —asma—. El doctor me explicó lo de la alergia. Por primera vez, tuve noticia de que el organismo no solamente puede enfermar, sino que actuaba, en mi caso y en otros muchos, de un modo absurdo: se defendía —el organismo a sí mismo— del aire que contenía pólenes diversos, como si fuera un aire infectado.

Por supuesto, durante la carrera, padecí los síntomas que correspondían a lo que tocaba estudiar. Dolor precordial, extrasístoles, ataques de pánico con sensación de muerte inminente, falta de aire, palpitaciones, percepción exagerada de los latidos…

Con la licencia para diagnosticar y tratar en la mano, me estrené como médico, con la convicción de una incompetencia absoluta, en el Hospital de Santiago de Vitoria y, sin haberlo pensado ni decidido por mi cuenta, acabé siendo neurólogo. Leí *Nemesis médica, la expropiación de la salud,* de Ivan Illich, un exsacerdote que denunció los excesos de medicalización, la «expertocracia».

No había duda de que había elegido una profesión complicada, arriesgada para mí y mis pacientes. No quedaba otra que estudiar, seguir las recomendaciones de los más expertos, el New England con sus sesiones de diagnóstico diferencial, el Neurology, el Brain, el Marañón, el Harrison de medicina, el Plum… compré y estudié muchos libros para vencer el temor a equivocarme y resolver mi duda perpetua entre lo orgánico y lo psicológico. Recorría a diario los estantes de la biblioteca buscando el mejor artículo, la mejor práctica. Tuve suerte de cruzarme con grandes clínicos y profesionales honestos.

En todo ese tiempo y, hasta hoy, he seguido fiel a mi condición hipocondríaca. Nunca me han abandonado los síntomas, la incertidumbre, el miedo a posibles diagnósticos. Dolor por distintos territorios, hormigueos, mareo crónico, dos síncopes, retinopatía serosa central, síndrome de salida torácica, metatarsalgia, moscas volantes, piernas inquietas, lumbalgia recurrente que precedió a una extrusión discal aguda que finalizó en intervención. Fue la última vez que me visitó un médico, de eso hace ya unos 30 años.

Vayamos por partes.

65 ¡Que me duela la cabeza, por Dios!

Salvo por la alergia a las gramíneas, no tuve más contratiempos de salud en Valladolid. Algún amago de infarto de miocardio imaginado y poco más. Como ya he comentado al inicio del libro, pasé el rotatorio en el Hospital de Santiago de Vitoria y me fui para Barcelona.

Un día, me sentí raro, como mareado. Al cabo de un rato, empecé a ver unas luces raras que se iban extendiendo hacia fuera, creo que en el lado izquierdo, a la vez que perdía la visión en ese campo. El diagnóstico no podía ser otro que el de un aura migrañosa. El que así fuera dependía de que al aura le siguiera el dolor de cabeza, a poder ser, con náuseas, vómitos e intolerancia sensorial. Es lo que me permitiría quedarme tranquilo.

Si no aparecía el dolor, había que pensar en otros diagnósticos, hacer una arteriografía pinchando directamente la carótida. Era una exploración con riesgo… ¡Que me duela la cabeza, por Dios!

La ley de Murphy se cumplió. Por más que lo deseaba, no apareció el dolor. La amenaza de la arteriografía ocupó el vagabundeo mental. No me podía concentrar en otra cosa. Dios aprieta, pero no ahoga…

Mi búsqueda de novedad me llevó a la biblioteca, un día más, a inspeccionar todos los titulares de las revistas de neurología. Un bendito neurólogo escribió un artículo sobre el aura migrañosa sin dolor. Describía sus características y concluía que, si se cumplían una serie de requisitos clínicos, no se exigía la condición del dolor para diagnosticar «migraña» y, por lo tanto, en mi caso, se podía y debía evitar la arteriografía.

Qué más hubiera querido que tener dolor, pero no vino. No duele cuando uno quiere, sino cuando el sistema neuroinmune añade al estado de alerta —aura— el de protección —dolor, vómitos, intolerancia sensorial—. Hay migrañas con aura, migrañas sin aura y auras sin migraña —sin dolor de cabeza—.

En esa época, estaba vigente la teoría vascular de la migraña. Por razones misteriosas —genéticas, por supuesto—, alguna arteria de la cabeza se espasmodizaba, impidiendo el flujo de la sangre. En algunos casos, esa falta de aporte sanguíneo explicaba el aura, un episodio de déficit visual, sensorial o del lenguaje. Unos minutos después, cesaba la constricción arterial, se recuperaba el déficit y las arterias se vasodilataban violentamente, ocasionando dolor pulsátil. Todavía era obediente a la ortodoxia. Sabiendo que no llegaba la sangre al río de la necrosis, no me importaba que alguna arteria se espasmodizara y luego no se dilatara. Mejor. Así me libraba del dolor.

Quedó archivado el episodio del aura visual, sin más, y no volví a sentirlo hasta hace unos pocos años, en dos ocasiones.

66 El mareo

No puedo precisar cuándo comencé a estar mareado de modo preocupante. A inicios de los 80, puede ser.

Me resulta complicado describir la sensación, igual que les sucede a los pacientes. Me percibía a mí mismo extraño, como flotando, con inseguridad para mantener el equilibrio, **como si** en cualquier momento pudiera dar un traspiés o, en ocasiones, **como si** fuera a darme algo grave: un ictus, un infarto, yo que sé…

Tenía también la sensación de no respirar bien, **como si** el aire no acabara de llegar a todos los rincones pulmonares. Algo me pedía inspirar profundamente, como poniendo a prueba mis pulmones, y siempre tenía la misma sensación de no conseguir la inspiración completa.

La visión era normal, pero en ambientes con ajetreo, la calle, los hipermercados… tenía la sensación de niebla o inestabilidad. A ratos, veía «moscas», coincidiendo con mareo más intenso.

Si me encontraba con alguien, me resultaba incómoda la conversación. Oía mi voz como ajena y deseaba acabar con el encuentro e ir a buscar un lugar relajado, sin gente, para poder recuperar la normalidad. Me angustiaba la sensación de despersonalización: ser yo, sin sentirme yo, **como si** … ¡yo que sé! Es difícil de explicar.

Por supuesto, no tenía una explicación médica para mi mareo ni para el de mis pacientes y deshojaba la margarita entre las dos opciones: físico o psicológico.

67 Las moscas visuales mosquean

—Yo también las he visto alguna vez. Coinciden con estar algo mareada. Al principio me preocupé. Consulté y no le dieron importancia.

Es algo normal, más frecuente con la edad. No está de más consultar al oftalmólogo si aparecen de repente y en abundancia, para descartar el desprendimiento de retina.

El interior del ojo es transparente. Con la edad, hay cambios en la composición del cuerpo vítreo que generan pequeños agregados o grumos. La luz los proyecta en la retina como hilos, sombras… Normalmente, enfocamos el exterior y no el interior del ojo, pero por casualidad podemos haber enfocado el interior donde están los grumos y ver, entonces, las sombras.

En mi opinión, los estados de alerta facilitan la visión de las moscas. Si enfocamos al infinito, las moscas desaparecen, aunque los grumos siguen ahí, por supuesto. Cada vez que hablo de ellas, las veo. Cuando las vi por primera vez, me mosqueé y las veía con más frecuencia. Inconscientemente, las enfocaba. Sucede algo parecido con los acúfenos, los ruidos de oído…

※❦※

68 Ruidos en la cabeza —acúfenos o *tinnitus*—

Hay pacientes que se quejan de ruidos en la cabeza. El más frecuente es el pitido o zumbido. En ocasiones, como todo lo que se recibe en la conciencia, puede ser un síntoma de que algo patológico sucede, especialmente si el ruido es unilateral y se asocia a pérdida de audición. Supongamos que ya el otorrino lo ha valorado y que es todo normal.

Estaríamos ante otro *síntoma sin explicación médica.* En vez de dolor, picor, mareo, cansancio, moscas volantes: ruido.

Ya he explicado que los ruidos son construcciones del cerebro. No existen ni fuera ni dentro del cuerpo. Todo lo que aparece en la conciencia relacionado con un suceso puede aparecer sin que se esté produciendo ese suceso o estado. La sed puede aparecer sin que exista deshidratación; el hambre, a pesar de que sobren kilos; el dolor, en ausencia de daño y los ruidos en ausencia de una señal anómala generada en el circuito que ocasiona el sonido.

Podemos encontrarnos en un ambiente silencioso. Si nos fijamos bien y tratamos de oír ruidos, los oiremos. Los más accesibles son un ruido parecido al canto de las cigarras y el pitido agudo. Podemos hacer el ejercicio de oírlos y no oírlos modificando la atención.

Lo mismo sucedería en un entorno social con gente hablando. Podemos centrar la atención en lo que dice nuestro contertulio o en las voces de otros, ajenas a nuestra conversación.

La percepción, desde el punto de vista neurofisiológico, es una alucinación controlada por los sentidos. Ya hemos dicho que el cerebro imagina constantemente la realidad, la predice. La información sensorial confirma o desmiente lo que la red ha anticipado. Lo que percibimos sería un estado alucinatorio continuo, pero limitado, controlado, por la información sensorial. Si alguien toca una trompeta oiremos el sonido de la trompeta, no el de un piano, por más que la red quiera imaginar el sonido del piano. La información sensorial confirma lo que la red anticipa —suena una trompeta—. El problema surge cuando aparece un sonido en la conciencia —el acúfeno— sin que se haya producido ningún incidente externo o interno que lo explique. Estaríamos ante una situación similar a la del dolor sin daño, un síntoma sin explicación médica. Sin embargo, en este caso, la información sensorial no puede confirmar lo que la red imagina: no sucede nada detectable ni por los sensores internos ni por las pruebas del otorrino. Lo razonable sería que la red valorase los datos sensoriales —todo en orden, sin novedad— y no la percepción —el acúfeno—, pero puede ignorarlos y poner el foco en el propio acúfeno.

Imagine que suena la sirena —acúfeno— del dispositivo de alarma, con poca intensidad. Los sensores no han detectado nada relevante en el edificio, pero el sistema sigue activo porque valora el sonido de la alarma como prueba de que algo sucede. Hay un robo imaginado, anticipado, alucinado, que impone su peso a pesar de las evidencias.

Se produciría una situación similar a la del sueño. Durante el sueño, oímos voces, aunque nadie las emita. Al despertar, el sueño cerebral continuo se somete a los datos sensoriales del mundo externo e interno y oímos lo que tiene relación con las ondas sonoras reales. La pesadilla se desvanece por la evidencia del mundo real.

La función por trabajar en el acúfeno es la atención. Sabiendo que no hay ninguna patología en los circuitos auditivos, tenemos que ejercitarnos en desviar la atención del acúfeno. Imagine que el vecino mete un ruido extraño. Querría librarse de este ruido. Lo fundamental es quitarle trascendencia. No implica nada relevante respecto a usted. No lo enfoque.

Se han realizado experimentos con voluntarios a los que se les priva de estímulos sensoriales: ojos cerrados, oídos tapados y forros de gomaespuma por todo el cuerpo. En poco tiempo, empiezan a aparecer alucinaciones visuales, auditivas y táctiles.

La estructura neuronal de los acúfenos es, por lo tanto, similar a la de otras percepciones que aparecen en la conciencia, sin justificación. Una vez descartada la patología, hay que explicar la trama del proceso y trabajar la atención.

En este momento, estoy oyendo el pitido y los chasquidos o *cricri*. Si centro la atención en ellos, adquieren más presencia. Si me concentro en escribir, desaparecen. En alguna ocasión, he padecido acúfenos. No ha sido algo persistente y siempre ha coincidido con mi época de mareo crónico, moscas volantes u hormigueos.

El acúfeno, como fenómeno alucinatorio simple, sería eso: una alucinación no controlada por los sentidos, autónoma. Quien lo padece puede inconscientemente potenciarlo porque no puede evitar estar pendiente del ruido: si está o no está; qué puede hacer para dejar de oírlo…

Lo importante es saber que no hay peligro en la casa, aunque el zumbido de la sirena no cese.

69 Un respiro abdominal

Todos los días venían pacientes con quejas de mareo, similar al mío. Les anticipaba los síntomas —los conocía en *conciencia propia*— y luego les confesaba que también los padecía.

—No se preocupe. El mareo es frecuente. Yo mismo lo padezco. Probablemente, son nervios.

Intentaba tranquilizarles y, si me parecía que no lo lograba, les pedía un escáner que, invariablemente, era normal. Eso me tranquilizaba a mí, de paso, pero me remitía a la tesis psicológica.

—Entonces, ¿qué me recomienda?

—Le aconsejo una consulta con psiquiatría.

Ya en Barcelona, había leído *El entrenamiento autógeno* de Schultz e, incluso, había intentado llevarlo a la práctica, para conseguir dormir los días complicados. No se me ha dado bien la relajación mental. No consigo silenciar la mente. El estado de vagabundeo mental (*mind wandering*) siempre contiene algún ronroneo difícil de acallar. Podía, a duras penas, centrarme en la percepción corporal tranquila, pero me resultaba aburrido y lo dejé. La respiración abdominal consciente no era para mí…

Un buen día, ya en Vitoria, encontré un artículo en la biblioteca cuyo titular me llamó la atención, por lo novedoso: «Síndrome de hiperventilación crónica». Ni idea. Creo que ese artículo, cuya reseña no recuerdo, inició el proceso de cambio. El mareo figuraba entre sus síntomas.

A ver, a ver, ¿qué es eso? El anhídrido carbónico bajo y la fracción ionizada de calcio, también baja, generaban un estado de hiperexcitabilidad neuronal, corazón irritable, síntomas cardíacos... Hablé con mi amigo, el doctor Caminero, jefe del servicio de Neumología del Hospital y decidimos poner en marcha un programa de rehabilitación respiratoria.

A los pacientes les invitaba a respirar hondo y les pedía que me fueran describiendo lo que sentían. Muchos de ellos, se mareaban. Sacaba una bolsa de plástico de mi mesa y les invitaba a respirar en ella, para normalizar el anhídrido carbónico. Algunos sentían el alivio del mareo y otros se agobiaban más. La prueba de la bolsa me servía como anzuelo para explicarles todo el proceso de la hiperventilación.

Le explico: en condiciones normales de relajación mental y ausencia de esfuerzo físico, respiramos con el diafragma. Es un músculo que ajusta perfectamente la respiración para saturar de oxígeno la sangre y eliminar el exceso de anhídrido carbónico generado en los tejidos con la actividad metabólica. Cuando necesitamos el máximo de aire para afrontar una situación de estrés, por ejemplo, para huir de un incendio o de un león, echamos mano de la respiración torácica superior, un modo de respirar mal calibrado que mete todo el aire que puede y genera en el individuo una sensación de hambre de aire. Ese patrón es el adecuado para contextos de estrés que impliquen afrontar un peligro real o imaginado, pero, si no se da esa situación, se elimina demasiado anhídrido carbónico y ese descenso del gas genera los síntomas.

—Vaya con este volante a Rehabilitación y le citarán para un programa de rehabilitación respiratoria.

Eran pacientes que, en muchos casos, no se atrevían a salir de casa por culpa del mareo. Se podría describir el cuadro clínico como una *agorafobia* y afrontar el problema desde una visión psicopatológica, pero mi intención era la de trasladar la responsabilidad al organismo: activaba un patrón respiratorio inadecuado que se podía corregir con fisioterapia.

—No es usted. Es su organismo...

Creo recordar que bastantes pacientes mejoraban y salían a la calle tratando de respirar tranquilamente. Lo importante era comprender la explicación, desviar la responsabilidad a errores del organismo y practicar con la exposición gradual a la calle, tratando de relajar su mente y sus «pulmones irritables».

Sin darme cuenta de ello, estaba utilizando la estrategia de la «educación terapéutica en neurociencia». En mi caso, con el mareo. Más adelante, la extendería al dolor.

—Lleve siempre una bolsa de plástico en el bolso…

Yo también la llevaba y, si el mareo apretaba, me refugiaba y metía la cabeza en la bolsa, creo que con escaso alivio.

70 Hiperventilación profesional

Los músicos de viento —incluidos los cantantes— tienen que aprender a mantener flujos prolongados y regulados de aire, para frasear correctamente con los matices que exige la partitura. La profesión les exige una hiperventilación controlada. El control fino de la espiración lo consigue el diafragma. Una parte fundamental del aprendizaje consiste en desarrollar una buena respiración abdominal. Puede que al inicio haya alumnos que se mareen al hiperventilar, pero, en general, la hiperventilación es asintomática.

Tocar un instrumento es jugar (*play, jouer*). Si el organismo acepta una acción como parte del juego, facilita la habituación, la tolerancia. Está al servicio de un objetivo y la red neuronal se habitúa al patrón respiratorio y no evalúa como amenazante el estado del organismo —anhídrido carbónico bajo—. No sólo cuenta la realidad, la hiperventilación, sino también cómo es evaluada por el sistema nervioso.

Vaya apuntando: colon irritable, corazón irritable, pulmón irritable, aparato vestibular irritable, suelo pélvico irritable, sistema simpático irritable, subsistema inmune irritable... Realmente, todos los seres vivos, todas las células son irritables. La irritabilidad es una función difícil de gestionar. Los expertos intentan rebajarla con fármacos antiirritantes. Eso es lo que sabía hacer yo también y lo hacía, convencido de que era lo mejor para los pacientes.

71 Un poco de Sumial no iba mal

Ya he comentado que el organismo fluctúa entre dos estados, según el contexto. El modo basal, libre de exigencias físicas, incertidumbres y alertas, gestionado por la red neuronal parasimpática —vagal— y el modo contrario, el que gestiona los estados de alerta y respuesta a exigencias físicas, a cargo de la red simpática, la de la adrenalina, para entendernos.

Cuando todo está en orden y sin amenazas en el horizonte, el organismo se encuentra en el modo de reposo. Se centra en las tareas domésticas con el ronroneo mental de fondo. Si algo perturba la paz del momento, bien sea por un evento real o imaginado, el organismo pasa al modo de alerta-protección. En condiciones normales, ambos modos funcionan integrados y adaptan sus fluctuaciones a los requerimientos de cada acción. El individuo no nota nada particular. Hay momentos relajados y otros activados, pero no aparecen los síntomas. Todo aparenta normalidad.

Cuando el modo de alerta-protección se instaura sin justificación y persiste, el individuo nota sus efectos: palpitaciones, sudoración, temblor, hambre de aire, desasosiego… y los vive como síntomas, indicadores de una posible enfermedad.

El modo simpático —adrenalínico— excesivo puede alterar el rendimiento en pruebas como el examen de conducir o la ejecución en un concierto. Lo sé por experiencia. Soy músico aficionado y de vez en cuando tenía que salir a escena con la adrenalina disparada. Recuerdo todavía con terror la salida a escena en el Teatro Principal de Vitoria, para ejecutar —perdón, Federico—, el *Concierto nº 1 para piano y orquesta* de Chopin con la banda municipal.

La banda atacó la introducción, presentando los dos temas principales. Luego, me dejó solo para que yo acabara de rematar con mi ejecución. Según se iba acercando el momento, iba sintiéndome más desasosegado, sin control. Respiré hondo y me preparé para el ataque. Mis manos sufrieron un espasmo y mis dedos sólo pudieron emborronar la frase. La hiperventilación había creado las condiciones para el tormento perfecto. Anhídrido carbónico bajo, fracción ionizada de calcio baja por la alcalosis respiratoria. Al decir de los expertos, una crisis de *pseudotetania*. Pude reponerme al horror y seguir ejecutando el resto de la partitura con cierto decoro.

Volví a pasarlas canutas con la misma banda y la *Rapsodia en azul* de Gershwin, pero la biblioteca vino otra vez en mi auxilio. Leí por *serendipia* —un hallazgo casual y afortunado mientras se está buscando otra cosa— un par de artículos sobre el uso de *propranolol*, un antídoto del modo adrenalínico antipático —simpático— y el rendimiento en pianistas, y me decidí a tomar un poco de Sumial para calmar los nervios, esta vez con la Orquesta de la Academia Arrasate Musical, de mi pueblo, nada menos que frente al *Concierto nº 1* de Rachmaninoff. La experiencia fue positiva y decidí hacer lo mismo para afrontar la salida a la escena cotidiana de la consulta y ver si con un poco de Sumial me encontraba más relajado.

Los estudios demostraban que un pianista nervioso, descontrolado, tocaba mejor con propranolol —Sumial— que sin él, pero que la ejecución era mejor sin el fármaco, si el pianista controlaba bien sus nervios. Yo, evidentemente, no era capaz de controlar mi desazón y decidí doparme. No había control antidopaje en los pianistas, pero sí en los deportistas, y el propranolol, el antídoto contra el miedo escénico, está considerado como sustancia dopante por el comité olímpico.

La tableta rosa de Sumial —10 mg— me ayudó a controlar mi desasosiego y extendí el remedio a muchos pacientes con síntomas parecidos.

James Black, su descubridor, recibió el premio Nobel de Medicina en 1988 y el propranolol se convirtió en el fármaco más vendido en el mundo por el gran número de situaciones en las que estaba indicado. La migraña es una más de las expresiones de un estado de alerta-protección del organismo y consiguió, con facilidad, la autorización del antiadrenalínico.

El dopaje con dosis bajas de Sumial me permitió atenuar los síntomas, por la sensación de control que me daba. Las cosas como son: lo recuerdo con cariño, pero poco a poco, a medida que fui ganando en conocimiento, se me fue olvidando reponer las tabletas rosas.

72 Mi profe de violoncelo

A estas alturas de la vida, uno se ha dado cuenta de que lo que cuentan son las personas. No hay enfermedades, sino enfermos; no hay medicinas, sino médicos. El encuentro con una buena persona, en cualquier ámbito, enriquece. Gran parte de lo que aprendí sobre dolor y movimiento se lo debo a mi profe de violoncelo, Itziar Atutxa.

—Bueno. No sé si conseguirás tocar, pero te aseguro que no te va a doler…

Unos años antes, me inició en el violoncelo el clásico maestro de la línea *«no pain, no gain»* —sin sufrimiento, no se avanza—. Simplemente por coger el arco, aparecía un dolor insoportable en la mano. Aquello me parecía bueno y me sentía bien conmigo mismo por sobrellevar el dolor como parte imprescindible de todo proceso de aprendizaje que se precie. El machaque como herramienta de progreso, la abnegación. Itziar no compartía esa teoría.

—¿Puedo tocarte?
—Por favor.

Mi nueva profe palpaba hombros, brazos, antebrazos, manos. Soltaba articulaciones, me recolocaba la espalda, el apoyo de los pies.

—Siente el cuerpo. Suelta, suelta… Más. Tengo que sentir el peso.

Hacia la tercera clase, me dejó coger el violoncelo.

—Siéntelo, como si lo abrazaras. Deja caer los brazos sobre él. Imagina… Imagina… Es como si…

Por fin, me puso el arco en la mano.
—Deja la mano relajada. No aprietes. Lo justo para que no se caiga... Cógelo. Suéltalo...
No había dolor. «No pain, gain» —no duele, la cosa marcha—. Conseguí aprender a tocar algo. Desafinado, al principio, pero indoloro.

Mi profe de violoncelo era una excelente música y, sin proponérselo, una excelente fisioterapeuta. Utilizaba como herramientas sus manos, su ejemplo y su palabra. Corregía mis torpes y miedosos intentos con sus manos, con imágenes —«es como si estuvieras untando mantequilla en el pan...»—, con el ejemplo y con mensajes de confianza. Piensa en el sonido... haz música... siente el peso... suelta... tranquilo... disfruta de la música, sé generoso con el arco, utiliza todo el cuerpo...

El cuerpo es un instrumento. El dolor indica que algo anda mal. Las causas son múltiples y deben ser investigadas. La ejecución corporal de diversas partituras de acciones debe realizarse con una buena técnica o, si se prefiere, sin una mala. Sentarse, levantarse, andar, correr, coger objetos, mantener posiciones, girar, mirar, repetir un movimiento de forma reiterada... exige unos programas de buena calidad, económicos y respetuosos con los tejidos. Exige también confianza, ausencia de miedo escénico, autoestima corporal.

Hay buenos y malos profes. Con los buenos, hacer música es indoloro y puedes conseguir la afinación. Con los malos, desafinas y, además, duele. Hay muchos músicos con serios problemas de dolor y distonías que tienen que dejar la profesión. La toxina botulínica no soluciona nada. Sólo una reprogramación paciente de sus mapas sensoriomotores cerebrales puede devolver la normalidad.

No creo demasiado en los métodos. Creo en las personas. En su conocimiento y actitud, como docente y alumno.

La ejecución corporal, como todo lo que está sometido a aprendizaje, tiene sus problemas. El aprendizaje de *sapiens (ma non troppo)* está tutorizado, tiene profes. Están por todas partes. Incluso uno se convierte en profe de sí mismo. Es fundamental cruzarse con buenos profes. Recuerdo del *Insti* al de matemáticas, al de biología, a la de francés, a la de literatura… Eran buenos profesores, como la de violoncelo.

Los médicos somos siempre profes, además de terapeutas ocasionales. Las escuelas de salud son manifiestamente mejorables. Un primer paso sería conseguir que no funcionaran como escuelas… de enfermedad.

¿«*No pain, no gain*»? ¡No, gracias!

73 ¡A mí la triptilina!

La amitriptilina (Tryptizol) es otro fármaco que prestó buenos servicios a mis pacientes. Actúa inhibiendo la recaptación de serotonina y noradrenalina en las sinapsis de la red, haciendo que aumente la cantidad disponible. Se hace sobre la base discutible de que siempre viene bien, en todas las sinapsis en las que se liberan ambos neurotransmisores, un poco más de lo que el sistema considera.

La *serotonina* es una buena molécula. Aporta serenidad, sosiego, buen talante, control, animosidad. «La droga de la felicidad». Eso dicen. La *adrenalina* nos prepara para la acción. La *dopamina* es la molécula del placer, la recompensa. La *oxitocina* refuerza los vínculos sociales. La *melatonina* nos procura un sueño reparador. ¡Qué le voy a decir de las *endorfinas*!

Un poco más de serotonina y adrenalina viene bien cuando el dolor anda por medio. No es tan sencillo, pero por aquel entonces lo veía así. No llegué a tomarla nunca, pero la prescribí frecuentemente a los pacientes. Me empeñaba en que todos estaban ansiosos y deprimidos y pensé que les vendría bien un poco de serotonina y noradrenalina. El fármaco triunfó también en muchas etiquetas, incluida la migraña, fibromialgia y el dolor crónico en general, aunque su aportación es modesta, algo superior a la del placebo.

En el fondo, al menos en mi caso, existía la sospecha de que los que se quejaban mucho de dolor u otros síntomas como mareo y cansancio, estaban deprimidos, aunque se negaran a reconocerlo.

—Está usted deprimida.

—Soy una persona muy alegre. Cuando no me duele me como el mundo.
—Bueno, es típico de la depresión, negarse a reconocerla.

Hay que ser cretino para pensar así. Sólo la paciente sabe cómo se siente y no hay más que preguntárselo. Hasta que cambié mi actitud, incurría siempre en el mismo defecto: desconfiar del relato de los pacientes para tapar mi incompetencia.

El poderoso efecto placebo de la amitriptilina hacía que muchos pacientes mejoraran, reforzando así mi tesis. Más adelante, se consagró su uso como terapia contra el dolor crónico, independiente de su supuesto impacto sobre el ánimo depresivo, y cambié mi información.

—Es un antidepresivo. Va bien con el dolor, aunque no esté usted deprimido.

Siempre es difícil saber ante una correlación entre dos variables, por ejemplo, entre el dolor y el ánimo depresivo, qué es causa o efecto. Yo pensaba que la depresión era la causa y el dolor el efecto. Ahora tiendo a pensar más en lo contrario.

—Quíteme el dolor y ya verá quién soy.

En cualquier caso, en los sistemas complejos, todos los componentes interactúan de modo bidireccional e integrado y lo que procede es ahondar en los procesos, en la autobiografía o *patografía*, un término prestado por el psiquiatra Castilla del Pino que me dejó huella cuando iniciaba mi andadura como médico residente [57].

Como sucedió con el Sumial, fue hermoso mientras duró. Le guardo, también, cariño a la amitriptilina, ya que me permitió resolver, aparentemente, las demandas de los pacientes, pero a medida que iba conociendo más sobre neuronas, se enfrió la relación.

※❦※

74 Calmantes

El calmante se ha convertido en un complemento imprescindible para sobrellevar el día a día de muchos pacientes. Hace ya unas décadas, los servían los camareros con el café. La aspirina monopolizaba el consumo.

—Ponme un café y una aspirina.

El cliente completaba el consumo con un cigarro —café, tabaco y aspirina—.

Hoy en día, el ibuprofeno ha desbancado a la aspirina, pero ya no se sirve en los bares ni se permite encender cigarros en el interior. Eran otros tiempos.

Los pacientes lo llevan en el bolso, por si acaso. Una paciente me contó que su hija tenía una amiga a la que llamaban «la ibuprofeno». Lo llevaba siempre en el bolso y, si alguien comentaba en el grupo que tenía dolor, lo ofrecía con generosidad: «tómate un ibuprofeno». Los relatos actuales sobre dolor incluyen, invariablemente, la coletilla del consumo de ibuprofeno.

—Al final «tuve que tomar un ibuprofeno».

El dolor ya ha perdido la función biológica de informarnos sobre algún contratiempo en los tejidos y motivarnos a cuidarlos mientras se reparan. Eso era en los tiempos de la sabana [58]. Realmente, cuando no hay *necrosis* —daño— ni inflamación, los calmantes no tienen sentido farmacológico. Si calman, es porque han modificado la evaluación de amenaza —efecto placebo—.

El consumo obedece a una exigencia de los circuitos motivacionales, es decir, de adicción. El ibuprofeno no actúa directamente sobre ellos, tal como sucede con las drogas adictivas, pero, en el fondo, el organismo exige la acción de tomarlo como exige la acción de aspirar el humo tóxico del tabaco. Son hábitos.

✶☗✶

75 Agujas

La inyección es un símbolo poderoso de la medicina. En el cine, en situaciones comprometidas, aparece el bueno o el malo con una jeringa, obteniendo efectos asombrosos, inmediatos.

Fui médico de pueblo durante tres meses. Prestábamos servicio de urgencias entre los médicos de la zona. El veterano que me recibió me dio un consejo que no seguí: «cuando te llamen, lleva siempre alguna inyección y se la pones». En vez de la inyección, llevaba invariablemente un par de libros. Después de hacer la historia y explorar, me iba a la cocina y pedía tiempo para reflexionar, consultando los libros.

Cuando alguien se quejaba de dolor «musculoesquelético», el proceder habitual era palpar diversos puntos, hasta dar con uno que resultaba especialmente sensible. ¡Ahí, ahí! Una vez localizado el «punto doloroso», se procedía a «infiltrar» un cóctel de anestesia local y corticoide.

Tuve una época de dolor en hombro derecho. Un amigo de traumatología me infiltró, sin ninguna mejoría. A lo largo de los años, el hombro me ha seguido doliendo de cuando en cuando. Actualmente, lo controlo imaginando normalidad y moviendo la articulación, tirando de la mano a la vez que desenfoco el hombro como zona de interés.

Los *puntos gatillo* son también una diana habitual de las agujas. La técnica de la «punción seca» —no se infiltra nada, sólo se pincha— es una práctica de éxito entre muchos fisioterapeutas. No he acabado de entender la utilidad de destruir un conjunto de placas motoras, aunque hay que reconocer que, en muchos casos, la práctica hace que desaparezca el dolor y puede aportar una primera acción exitosa que nos garantiza la confianza y cooperación del paciente para poder trabajar en lo fundamental: la desactivación del estado de alerta-protección injustificado, explicando la trama de generación de los síntomas y recuperando, sin miedo, la actividad perdida.

El Botox se utiliza en la migraña crónica cuando todos los tratamientos preventivos han fallado. Se inyecta en la musculatura craneocervical sin que haya comprendido bien los motivos. Es una toxina que paraliza el músculo. Con la idea de que el estrés genera un estado de contracción sostenida —tensión muscular-, parece una buena idea paralizar esos músculos agarrotados que no hacen más que producir dolor. Hay quien sostiene que su aparente aportación no es más que un placebo.

> La toxina botulínica A utilizada en el tratamiento del dolor de cabeza genera un efecto placebo prominente y es probable que ese efecto sea el único responsable de su aparente eficacia [59].

La acupuntura eleva la aguja a la categoría de superagente terapéutico, capaz de restablecer el flujo de una supuesta energía (*qi*) por unos no menos supuestos meridianos. Los bloqueos de esa energía misteriosa son, para quien lo crea, responsables de todo tipo de dolencias. Hay estudios que aseguran que todo es puro efecto placebo. Otros dicen lo contrario [60], [61].

Los pacientes basan sus creencias en los resultados. Si las agujas funcionan, es lo que vale. Si después de aplicar la acupuntura o cualquier otro procedimiento, el síntoma mejora, damos por válidas todas las explicaciones.

Yo, personalmente, no creo en energías no reconocidas por los físicos ni en meridianos no registrados en los textos de anatomía o fisiología.

76 Puntos dolorosos

La buena práctica profesional se basa en obtener información de los procesos que pueden generar los síntomas. Es imperativo hacer una buena historia de los síntomas —desde cuándo, dónde, cuándo, en qué circunstancias, qué los agrava o los alivia— y de lo que se piensa de ellos, por parte del paciente y de los profesionales que previamente le han atendido.

La historia se complementa con la exploración global del organismo, con una atención más precisa a la zona o función relacionada con el síntoma. La exploración, según nos enseñaron, incluye: observación —por debajo de la ropa, a ser posible— de la piel y mucosas accesibles y también del paciente en acción, moviéndose; palpación; percusión y auscultación.

Cuando el síntoma es dolor, no hay que precipitarse. También hay que hacer una historia y una exploración global. Estamos ante un organismo con su intrahistoria. Bien por falta de tiempo o por la tendencia a la precipitación y el corto plazo, el profesional puede proceder rápidamente a sacar conclusiones, palpando la zona en la que se proyecta en la conciencia el *quale* «dolor».

—Túmbese. Dígame dónde le duele.
—Ahí no. Ahí tampoco. ¡Ahí, ahí!
—¿Aquí?
—¡Sí, sí, ahí!

Es un momento emocionante para el paciente y el profesional. Está identificado el foco del dolor. Sale de allí.

En urgencias, atendíamos a pacientes con dolor torácico. Una vez eliminábamos las causas importantes (infarto miocardio, por ejemplo), procedíamos a palpar el tórax, apretando diversos puntos contra la coraza ósea. Nunca fallaba: presionando varias veces en el borde esternal acababa saliendo el ¡ahí, ahí!

Cuestión resuelta: *Síndrome de Tietze. Osteocondritis esternal.* ¿Hay realmente inflamación? Yo no conseguí verla nunca, pero ponía la etiqueta. El paciente y yo nos sentíamos aliviados. No era un infarto, se le pasará. No está claro cómo se produce.

Hay más puntos dolorosos. Basta con apretar unas cuantas veces para que aflore el dolor, cada vez con menos presión en el estímulo. Corresponden a uniones del tendón con el hueso. A veces, a la identificación del punto sensible seguía la infiltración con un anestésico local y un corticoide.

Hasta hace unos años, el diagnóstico de fibromialgia se asentaba en la identificación de un mínimo de puntos dolorosos. Ya los criterios son otros, basados en los síntomas (dolor generalizado, cansancio, mala calidad del sueño y dificultades cognitivas).

Hay un fenómeno descrito como «sumación temporal de fibras C» o «wind up». Si se aplica un estímulo potencialmente nocivo (como la presión) repetidamente en un punto, se sensibiliza ese punto, facilitándose la aparición de dolor por un tiempo variable, corto. Es una respuesta normal.

La facilidad con la que se construyen los puntos dolorosos abre la puerta a la etiqueta y terapia, al menos, cuestionables.

Todo es más complejo que un punto que duele. Los tejidos no duelen. Ya sabe. Es el sistema neuroinmune el que, en base a la película que se va construyendo históricamente, genera estados, escenas que se expresan en la conciencia como *quale*-emoticono «dolor».

77 Pinchazos

Tuve mi época de pinchazos. Especialmente, en el tórax. Cuando menos lo esperaba y sin haberlos llamado, aparecían en forma de un dolor intenso, súbito, en un punto del tórax, con el consiguiente susto de muerte. Estaban unos segundos y, por esa vez, se disolvían. Mi catastrofismo lo atribuía a un espasmo arterial. Eso, en la zona del tórax, sonaba preocupante.

Realmente, las arterias no se *espasmodizan* así como así. El calibre arterial se modifica cuando el sistema nervioso autónomo lo ordena, para regular el flujo de sangre a diversos territorios, en función de la tarea. Además, los sucesos internos siempre proyectan dolor por áreas y no en un punto. El infarto de miocardio no produce dolor proyectado estrictamente sobre la piel que corresponde a la ubicación del corazón, sino en una amplia extensión del tórax y brazo izquierdo. Tiene lógica. No podemos hacer nada con las manos en el interior. No se ha seleccionado la precisión. En el exterior, sí. Podemos localizar con precisión dónde tenemos clavado un pincho y proceder, incluso con los ojos cerrados, a quitarlo.

Los pinchazos, por lo tanto, corresponden a pinchos externos o, en su defecto, a proyecciones a la conciencia del proceso evaluativo-imaginativo continuo e inconsciente. No tenemos pinchos dentro. Los pinchazos no corresponden a pinchazos reales, sino virtuales.

※▌※

78 Estáis todas —las neuronas— muy excitadas

Todas las células y todos los seres vivos, formados exclusivamente —como ya se sabe— por células y el espacio extracelular que ellas segregan, son excitables e irritables, a diferencia de la materia inanimada, que puede excitar e irritar a cualquier ser vivo. Especialmente, si contiene demasiada energía —térmica, mecánica, química—.

Cuando algo va mal en el patio de los circuitos neuronales, puede que el nivel de excitabilidad haya superado los límites tolerables. Es una hipótesis correcta en el caso de la epilepsia. La zona superexcitada genera una actividad improductiva, desbordada, fuera de control. Es decir, estamos ante una crisis epiléptica. Si registramos la actividad cerebral en ese momento de excesiva excitabilidad con un electroencefalograma, encontraremos unos potenciales eléctricos anómalos de mucho voltaje en la zona descontrolada.

Lo lógico sería rebajar la hiperexcitabilidad para evitar esos desbordamientos de la actividad neuronal. Los fármacos antiepilépticos cumplen esa labor, pero lo hacen a nivel general, no sólo en la zona hiperexcitable responsable de la crisis. De ahí los efectos secundarios. El beneficio, en muchos casos, supera al perjuicio por amplio margen. Está justificado el uso.

Cuando los circuitos no hacen lo que deben, no por una condición hiperexcitable, sino porque evalúan mal los estados del organismo, generando todo tipo de problemas al individuo consciente, y no sabemos cómo enmendar el error, echamos manos de los antiepilépticos. En este caso, se utiliza el eufemismo de la neuromodulación: actúan, se dice, como «moduladores», o «estabilizadores de membrana», no como freno global de la excitabilidad neuronal, que es lo que realmente hacen.

Los antiepilépticos, presentados como moduladores o estabilizadores —sin que nadie sepa explicar en qué consiste esa modulación— han tenido éxito —comercial— en la migraña, en el dolor crónico, en diversos trastornos mentales. Pregabalina, topiramato, lamotrigina...

No hay actividad paroxística en los electroencefalogramas. Los circuitos hacen su trabajo sin excesos. Simplemente, están equivocados. Trabajan al servicio de una evaluación desquiciada: el proceso kafkiano. Si eliminamos el efecto placebo, el beneficio atribuible a los antiepilépticos es más bien modesto en fibromialgia, dolor neuropático y dolor crónico «musculoesquelético» [62].

La eficacia de los tratamientos farmacológicos en el dolor sin daño relevante es cuestionable o, en el mejor de los casos, modesta, y no está exenta de efectos secundarios. Muchos pacientes están tomando antinflamatorios, antidepresivos, antiepilépticos y opiáceos sin encontrar alivio satisfactorio del dolor y sin que haya evidencia para justificar su uso en algunos de ellos.

En mi época de padeciente de dolor crónico por problemas con mi «columna lumbar» —paciencia, pronto explicaré el sentido del entrecomillado—, no tomé ningún calmante. Al menos, prediqué con el ejemplo.

79 A mí me funciona

Un porcentaje modesto de pacientes con síntomas sin explicación médica mejora con alguna terapia. Cualquier intento de explicar la trama neuronal de la mejoría, la importancia de las creencias y expectativas choca con la réplica contundente de una frase de éxito: «pues a mí me funciona», equiparable a la de «en mi experiencia». Si el síntoma desaparece tras la terapia, no hay argumentos suficientes para convencer de que el efecto no puede ser debido a la terapia en sí, sino al omnipresente placebo.

El cerebro procesa la información disponible buscando patrones, estructuras lógicas del tipo «si A, entonces B». Si dos sucesos están relacionados en el tiempo, mientras no se demuestre lo contrario, considerará la posibilidad de que A ha generado B. Es una falacia lógica de las muchas que puede incurrir el ansioso y anticipador sistema neuroinmune, acuciado por la necesidad de garantizar la supervivencia.

Si tomo el ibuprofeno, el dolor se va. Si no lo tomo, no se va, luego el ibuprofeno me quita el dolor. Difícil de rebatir. Desde la perspectiva evaluativo-motivacional, el esquema es un poco más complejo.

Si tomo el ibuprofeno y el dolor se va, quiere decir que el subsistema neuronal ha considerado que esa acción elimina la necesidad de mantener el estado de alerta-protección. Si no tomo el ibuprofeno, persiste la evaluación de amenaza y, por lo tanto, del dolor. Lo importante es el estado evaluativo.

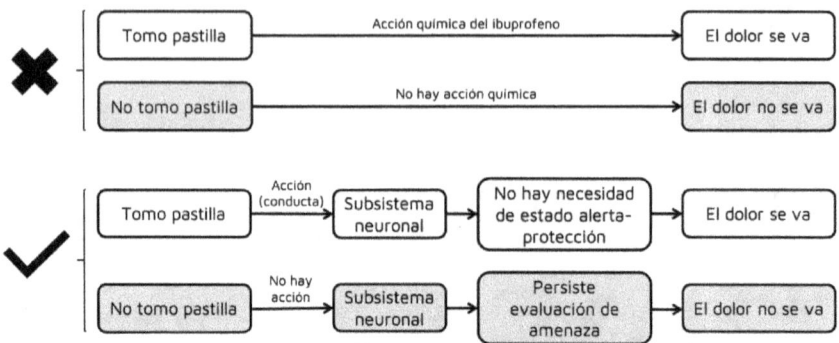

Ilustración 14. La toma de la pastilla.

Hay pacientes que deshojan la margarita: «lo tomo, no lo tomo».

—Al final, lo tuve que tomar y el dolor se fue al instante. No creo que el calmante tuviera tiempo de llegar al estómago.

El sistema neuroinmune necesita que se ejecute la acción catalogada como necesaria. Si bebo vino, tengo una crisis con seguridad. El vino me produce una crisis de migraña. Es una correlación, no una causalidad. No se deje llevar de las apariencias.

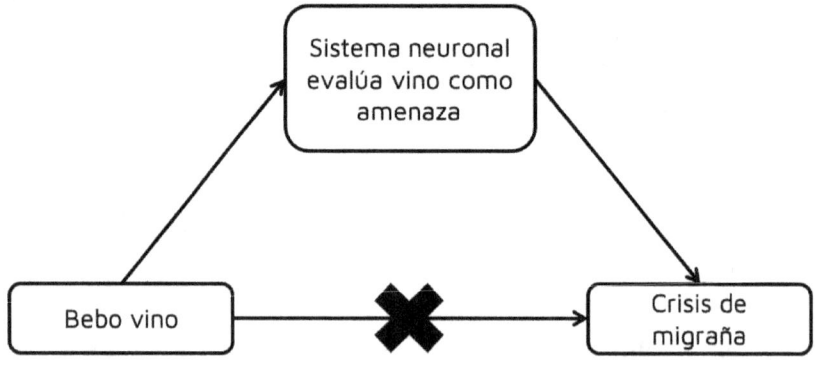

Ilustración 15. El vino no produce una crisis de migraña, sino la evaluación del subsistema neuronal. Correlación no es igual a causalidad.

80 Hormigueos

Los hormigueos también me han dado guerra. No podría precisar desde cuándo. No hay zona de mi piel que no los haya sufrido, animando continuamente mis estados de alerta. El primer problema que plantea el hormigueo es el de precisar el término en el relato del paciente.

—Siento las manos dormidas.

Los profesionales usamos el término técnico de «parestesia» y se corresponde con el *quale* subjetivo de hormigueo, **como si** hubiera agujas o una corriente eléctrica suave.

—Cuando dice que se le duermen las manos ¿es como un hormigueo, una sensación de electricidad?

—No es eso. Es como una pesadez, torpeza.

La sensación de adormecimiento no siempre se corresponde a la parestesia, el hormigueo. Como con cualquier otro síntoma, hay que hacer una historia y exploración cuidadosa. Debemos traducir el lenguaje de los pacientes al nuestro, con rigor. Una vez que estamos seguros de que el paciente relata *parestesias* y hemos descartado patología —incluidos los exámenes complementarios indicados—, estaríamos ante un síntoma más sin explicación médica.

En los estados de alerta, los hormigueos se cuelan con facilidad. La hiperventilación y la propia vigilancia aumentan la excitabilidad de los nervios motores y sensitivos y pueden generar descargas espontáneas que son vividas como hormigueo —en las fibras sensoriales— o pequeñas sacudidas en las motoras.

Una característica importante del hormigueo banal es que es transitorio y se facilita por una postura mantenida que comprime el nervio contra la superficie de apoyo. Es frecuente la compresión del nervio cubital en el codo y el nervio mediano en la muñeca, por la noche. Basta cambiar la posición, eliminar la compresión y mover la mano para que el hormigueo desaparezca.

Tampoco es raro el hormigueo en el muslo, a la altura del bolsillo. El nervio femorocutáneo atraviesa el tejido ligamentoso de la ingle y puede alterarse su función generando hormigueo y pinchazos en el muslo, que en algunos casos se acompaña de acorchamiento y falta de sensibilidad en la zona.

Hay veces que se puede dormir todo un brazo, por la noche. Nos despertamos y comprobamos, con angustia, que no lo sentimos. Poco a poco aparece el hormigueo, más o menos doloroso, y el brazo reaparece. En este caso, es todo el plexo braquial, el conjunto de nervios que van a los músculos de la extremidad superior y los sensitivos que van desde esa extremidad hacia la médula, los que se comprimen entre la primera costilla y la clavícula —«salida torácica»—.

No es infrecuente el hormigueo en la zona del periné cuando nos sentamos, con el alivio rápido al cambiar de apoyo.

Todos esos hormigueos me han mosqueado y me han hecho sufrir en el pasado. Ahora hay temporadas en que reaparecen, pero no me afectan. Me muevo y se van. Hubo uno que me angustió: el del mentón.

Existe un cuadro: la «neuropatía mentoniana», que genera una sensación **continua** de hormigueo en el mentón, con acorchamiento, también continuo. Se considera que plantea la posibilidad de un cáncer que ha colonizado —metástasis— en la mandíbula y lesiona el ramito nervioso que recoge los estímulos del mentón. Bueno, pues un mal día empecé a notar el hormigueo en el mentón...

Es un problema ser neurólogo para estas cuestiones. Conocer la neuropatía mentoniana y su significación facilita que el hormigueo aparezca, por alerta. Sin embargo, el saber que un hormigueo **intermitente** es probablemente postural me sirvió para tratar de convencerme de que no tenía cáncer... de momento.

Recuerdo un caso muy ilustrativo de hormigueo en el muslo. Freud lo sufrió también y le puso nombre: «meralgia parestésica». En lenguaje laico: dolor (*algia*) en el muslo (*mero*), con hormigueo (*parestesia*). Mi paciente acudió a consulta con un volante que describía los síntomas, procedente del médico de familia. Los síntomas correspondían al cuadro descrito por Freud de la «meralgia parestésica».

—Bueno, ya se me ha ido. Estoy bien.

—No importa. Cuénteme.

Una vez finalizado el relato, le planteé la pregunta clave:

—¿Qué pensó?

—Tengo un amigo de mi edad. Andamos juntos desde hace tiempo. Los dos tenemos la misma edad, fumamos, tomamos unos tragos... Tuvo problemas de circulación en una pierna y acabaron amputándosela. Pensé que me podría pasar lo mismo y en esos días aparecieron los síntomas. Acudí al médico de cabecera y me solicitó una consulta con el especialista de vascular. Me dieron cita para dos meses. Acudí, al fin, a consulta. Me miró, me hizo pruebas y me dijo que estaba todo perfecto e indicó en el informe que se trataba de un problema neurológico.

Al recibir el certificado de arterias normales, los síntomas se fueron.

El hormigueo es un síntoma frecuente en el proceso que da lugar a «síntomas sin explicación médica».

—*Tengo entendido que tienen que ver con la circulación. ¿No es así?*

No. Rotundamente, no. Hablemos de «la mala circulación». Apunte otro síndrome irritable: «nervios irritables».

81 La mala circulación

No sé por qué extraños motivos, los ciudadanos ¡y bastantes profesionales! relacionan los hormigueos (*parestesias*) con problemas circulatorios.

En el caso del paciente empático que empezó a notar hormigueo en el muslo por la amputación de su amigo, el médico de cabecera le envió al especialista de vascular, algo que no tiene ningún sentido. Las parestesias —hormigueos— aparecen cuando hay problemas o disfunciones en los nervios, no en los vasos —arterias y venas—.

En su recorrido por el organismo, los nervios atraviesan articulaciones sometidas a compresiones sostenidas al mantener una postura. Por ejemplo, al apoyar el codo —nervio cubital—, al cruzar las piernas —nervio ciático poplíteo externo—. En pacientes encamados imposibilitados para cambiar de postura, si no se toman precauciones, algunos nervios quedan comprimidos contra la superficie de la cama y pueden lesionarse.

En condiciones normales, las fibras nerviosas —las prolongaciones neuronales— están envueltas en tejido conjuntivo —*endoneurio, perineurio y epineurio*— que, además de otras funciones, protege su integridad frente a torsiones, estiramientos y compresiones. Como hemos visto, los estados de alerta pueden modificar la química interna —anhídrido carbónico bajo, por la hiperventilación, calcio útil bajo—, aumentando la excitabilidad de dichos nervios, haciéndolos más vulnerables al estrés mecánico de las posturas mantenidas. Normalmente, al notar el hormigueo, cambiamos de postura y el hormigueo desaparece, sin más problemas.

Si, por lo que sea, queremos consultar a un especialista, ese debe ser el neurólogo —«el de las neuronas»— y no el angiólogo —arterias y venas—.

El edema —aumento de volumen por retención de líquido— en las extremidades inferiores por insuficiencia venosa —varices, por ejemplo— genera, a veces, sensación de pesadez, descrita como «piernas dormidas», pero no produce hormigueo, propiamente dicho.

Una circulación «buena» es la que aporta suficiente sangre a través de las arterias y devuelve esa misma sangre hacia los pulmones por las venas para volver a captar oxígeno. El estado de la circulación arterial se comprueba fácilmente, palpando los pulsos en distintos puntos accesibles de las arterias. La evaluación del retorno venoso también es sencilla en las extremidades, lugar en el que se sienten los hormigueos.

Resumiendo: el hormigueo no tiene nada que ver con la circulación venosa o arterial. En todo caso, si dudamos de «la circulación», basta hacer unas sencillas comprobaciones en la exploración para asegurarnos de que estamos ante una «buena» o «mala» circulación.

82 Falta de riego

Es un término que también es muy utilizado por la ciudadanía y, lo que es más preocupante, por parte de algunos profesionales. Hablando con propiedad biológica, la «falta de riego» indica que no les llega a los tejidos suficiente sangre. Sería equivalente a la «mala circulación». En el lenguaje popular, se utiliza el término para referirse a un aporte insuficiente de sangre al cerebro, como hipótesis que serviría para explicar deficiencias cognitivas.

La explicación de la «mala circulación» o «falta de riego» forma parte de la cultura popular y algunos profesionales la utilizan para despacharse el problema del diagnóstico en un pispás. A los pacientes les agrada comprobar que el profesional coincide con lo que ellos pensaban.

—Es de la circulación.
—Sí. Eso pensaba yo.
—Socialmente, se obtiene con facilidad la bendición.
—¿Qué te ha dicho el médico?
—Que tengo mala circulación.
—Ya te decía yo también...

Cada época tiene sus modas. Cuando inicié mi andadura profesional, se llevaba el inculpar a la circulación cuando no se sabía bien lo que pasaba. El mareo podía ser por «falta de riego». El mecanismo era simple: la artrosis de la columna cervical comprimía las arterias vertebrales en su camino hacia el tronco del encéfalo —la zona que une la médula espinal y el cerebro— y se comprometía el riego de los núcleos vestibulares —los que reciben los datos sensoriales del aparato vestibular del oído interno—. Si uno movía la cabeza y se mareaba, era porque las vértebras deformadas estrechaban el calibre arterial de las arterias vertebrales.

A partir de cierta edad, era habitual tomar «gotas para el riego».

—*Perdone, doctor, pero puede que usted sea también una víctima de la moda: en su caso lo «cultural». Cuando no sabemos qué tienen los pacientes vamos a echar la culpa a la «cultura experta» a partir de ahora.*

Es una hipótesis para considerar junto a otros factores. No sólo está la cultura experta, pero en mi opinión, cuando se ha descartado con rigor la enfermedad —en sentido estricto—, debe evaluarse la información que opera en el sistema neuroinmune, las creencias y expectativas, la narrativa del organismo. Es una función importantísima. Ignorarla sería como despreciar la hipótesis infecciosa en otros tiempos.

A partir de cierta edad, muchos ciudadanos tomaban gotas para mejorar el riego de la cabeza. Bastaba un olvido trivial (¿a qué he venido a la nevera?) para que apareciera el fantasma de la «falta de riego».

—Se me olvidan fácilmente las cosas.

—A ver, póngame un ejemplo de un olvido que usted recuerde. Uno que le impactara.

—Hace unos días estaba yo con una amiga…

Interrumpía el relato para precisar detalles. ¿Por la mañana o la tarde? ¿Qué tiempo hacía? Contestaba correctamente a todo.

—¿Y qué se le olvidó?

—No recordaba el nombre de mi cuñada. No me parece normal.

La memoria recuerda con preferencia los olvidos si han saltado las alarmas. A veces, costaba convencer de que su memoria era excelente, pero estaba centrada en recordar los olvidos.

83 ¡Qué empático tu amigo!

Se me ha olvidado comentar en el caso del paciente al que se le durmió el muslo (*meralgia parestésica*) porque a su amigo le amputaron una pierna, el tema de la empatía. *Sapiens (m.n.t.)* es una especie empática. No es la única, pero no se nos da mal esa propiedad.

La empatía no es ni buena ni mala. Presta sus servicios. El que nos beneficie o nos perjudique depende de otros muchos factores. Nuestra condición de especie sociable genera vínculos que no se limitan a producir sentimientos de apego o desapego, sino que repercuten en cómo sentimos nuestro cuerpo.

El amigo empático sintió las molestias justamente en la extremidad inferior y no en la superior. Podemos ver una imagen de daño traumático en otra persona, por ejemplo, en la rodilla, y sentir incluso dolor, también en la rodilla. Sólo por observar daño ajeno, nuestro sistema neuroinmune accede al modo de conectividad que se expresa en la conciencia con el *quale* dolor, específicamente en la zona de la imagen.

La empatía genera efectos contrarios si observamos daño en alguien «de los nuestros» o en un desconocido o, incluso, enemigo. Nos puede doler la observación de expresión de dolor en un amigo, pero nos puede resultar analgésico ver a un rival con esa misma expresión. Los niños observan a su cuidador cuando se caen, esperando su reacción. En función de la expresión y conducta del cuidador, arrancarán a llorar o incluso a reír. La imitación es un poderoso recurso que permite modelar el aprendizaje. No lo olvide.

84 La mala vida

No he sido una persona con muchos dolores. Al menos, no los recuerdo. Sentía dolor cuando tenía anginas, con las heridas, cuando mi madre —haciendo lo que no debía— me reventaba los forúnculos, cuando el fraile me atizaba reglazos en la punta de los dedos, con los flemones de las muelas, cuando tenía agujetas… Lo normal.

Hacia los 80, ya como neurólogo del Hospital de Santiago de Vitoria, empecé a padecer lumbago. Cada vez más frecuente e intenso. El dolor lumbar se irradiaba algo hacia el glúteo izquierdo.

Un mal día, jugando al fútbol, amagué a la derecha, me pasé el balón a la izquierda y solté un trallazo que se coló en la portería contraria. ¡Gooool! Sentí que algo se desgarraba en mi columna. Me costó vestirme. Estaba rígido. El dolor se irradiaba, esta vez, por la cara externa de la pierna izquierda y notaba también un hormigueo fijo por el pie.

Como pude, fui a casa con la convicción de que había sufrido una hernia discal. Por aquel entonces, se preconizaba el reposo absoluto —otra vez la manía del reposo en cama, como con la pleuresía—. Tenía que preparar el concierto de Rachmaninoff y no podía permitirme el lujo de quedarme en la cama. Como pude, traté inútilmente de estudiar la partitura, incluso poniéndome de rodillas, pero tuve que claudicar.

Los calmantes no me aliviaban y una colega del hospital se empeñó en probar con la acupuntura. Cedí por cortesía. Me puso las agujas y tampoco noté ningún efecto. Pasaron dos meses y aquello no tenía pinta de cambiar.

—Habrá que operar — sentenció Luis, mi buen amigo neurocirujano del hospital.

Ingresé para hacerme una cisternografía —prueba consistente en inyectar un contraste por punción lumbar en el espacio meníngeo— y comprobar si había algún núcleo pulposo herniado. Lo había, y bien hermoso.

Mi natural hipocondríaco me sugería que podía tratarse de un cáncer o algo peor. Durante la prueba, sentí dolor torácico intenso, aunque no se irradiaba por el brazo izquierdo. Puede que fuera una crisis coronaria, pero no estaba claro. El dolor del tórax se fue, aunque la duda siguió. Por la tarde, me hicieron el electrocardiograma protocolario previo a la intervención. Estaba por allí un residente, todavía inexperto, que observaba con cara de circunstancias el trazado.

—¿Qué? Es normal, ¿no?

—Pues, no sé. El ST está descendido, la T...

Era lo que temía oír, tras el dolor torácico de unas horas antes. Dios aprieta, pero no ahoga. Llamó a Jesús Caminero, otro buen amigo, con dilatada experiencia en cuestiones cardiopulmonares.

—Mira, Jesús...

De modo reflejo, me hizo la pregunta clave:

—¿Has tenido tuberculosis alguna vez?

—Sí.

—¡Bah! No tiene importancia. En la tuberculosis es frecuente que se afecte algo el pericardio —la cubierta del corazón—. Eso explica los cambios en el electro. Nada, normal.

En el sanatorio residía un paciente, Pepito, que tenía afectado el peri-cardio y el peri-toneo por la tuberculosis. Le llamábamos periPepito.

Un buen médico es el que sabe hacer la pregunta clave en el momento oportuno. Jesús era uno de esos. Luis procedió a operar y, como suele ser habitual en cirugía, se gustó en la faena, y me felicitó por el hallazgo.

—Ha ido todo bien. No había visto una hernia tan gorda nunca.

La sospecha del cáncer perdió fuerza, pero no se disolvió hasta leer el informe de anatomía patológica: *núcleo pulposo herniado*.

En unos pocos días, me dieron el alta y cogí el coche para seguir con mis faenas de campo —estaba colocando piedras en un muro—, estudiar el concierto de Rachmaninoff y trabajar en la consulta, sentado. Probablemente, no era lo recomendable, según los cánones de entonces, pero no podía hacer otra cosa: cargar piedras, tocar el piano y pasar consulta.

Todo fue bien durante tres o cuatro años, pero el dolor volvió en la zona lumbar, junto con la rigidez. «Tendré otra hernia», pensé. «He hecho demasiados excesos…».

Aguantaba como podía hasta que, otro mal día, tuve que volver a casa y acostarme. Me saltaba el reposo estricto para levantarme a comer o ver la tele en el sofá, pero tuve que desistir. Quieto en la cama. Al cabo de un mes, pude retomar la actividad normal —piedras, piano y consulta—. Al menos una o dos veces al año, volvían el dolor y la rigidez y tenía que quedarme en la cama, cada vez con más respeto a la quietud.

Luis opinaba que mi columna estaría inestable y que lo que procedía era inmovilizarla con unos herrajes. El razonamiento era simple: duele porque la columna se mueve y pinza los nervios. La inmovilizamos y listo.

Pintaba todo muy negro para el futuro.

Nuevamente, Dios había apretado, pero sin llegar a ahogarme. Leí en la biblioteca lo que pude y, un buen día, cayó en mis manos un artículo que comparaba la evolución entre tres grupos de pacientes con dolor lumbar.

1) Reposo absoluto
2) Reposo relativo y ejercicios —del fisio—
3) Vida normal, en tanto el dolor lo permita.

Los que peor iban eran los del grupo de reposo absoluto. El mejor resultado se dio en los que trataban de seguir con la actividad normal.

Yo estaba convencido de que el dolor era el justo castigo a la mala vida que había dado a mi «columna lumbar», pero con el nuevo dato del artículo repasé mi memoria autobiográfica y caí en la cuenta de que el dolor venía cuando abusaba del sofá o cuando tenía que hacer alguna tarea doméstica odiosa —pintar una habitación, por ejemplo—. Cambié la estrategia. Había que moverse. Seguí leyendo y reflexionando. Vamos a ver...

Un buen día, vinieron unos amigos a visitarme. Estaba encamado y no me levantaba ni siquiera para comer.

—Ceno con vosotros.

Me ayudaron a desplazarme al salón y me sentaron en una silla atiborrada de cojines. Entramos en conversación animada con la ayuda del vino y, de repente, me vi cogiendo otra botella, en la cocina. Evidentemente, algo no cuadraba. ¡No me dolía!

Eso me animó a jugar-explorar con la estrategia de moverme. Interioricé mis tejidos lumbares, el disco ya cicatrizado. Había perdido una articulación, pero me quedaban otras muchas. Tenía que moverme, poco a poco, con confianza, sin miedo. Intentaba girarme, sin éxito, en la cama. Dolía, estaba rígido y no tenía fuerza. Entonces, empezaba a oscilar de uno a otro lado, como si algo me moviera. Me dejaba llevar por esa ola imaginaria y, poco a poco, ampliaba el recorrido hasta que ¡bingo! había girado sin dolor. Poco a poco, conseguí sentarme, levantarme y caminar.

La estrategia era: no evitar el dolor, sino trabajar el movimiento, jugar con él, explorar desde la convicción —con alguna duda, por supuesto— de que ello no comprometía los tejidos internos —ya están cicatrizados—.

En esos días, se produjo el cambio. El dolor no indicaba, necesariamente, cómo estaban mis tejidos lumbares, sino algo más complejo, ubicado en la cabeza, en la memoria autobiográfica lumbar. Creencias, temores, expectativas. Inicié el giro de 180º, allá a mediados de los 90.

Internet vino en mi ayuda. De repente, la información disponible, no solamente sobre medicina, sino sobre cuestiones emergentes, estudiadas por las neurociencias, se puso a mi disposición.

De vez en cuando, vuelve el dolor. Hago un rápido ritual cognitivo —no hay nada dañado en los tejidos que justifique el dolor—, imagino una secuencia motora y la ejecuto, sin miedo. El dolor se va. Alguna vez se resiste un poco más, pero no he vuelto a estar encamado por ese motivo.

Lo importante no es el movimiento que hacemos, sino cómo lo evalúa nuestro sistema neuroinmune.

85 Somos vertebrados, no columnados

Tal como le había prometido, le explico mi obsesión por las comillas cuando escribo «columna lumbar».

Sapiens (m.n.t.) es un animal vertebrado, como las serpientes. La mal llamada columna vertebral no es una columna, sino un eje vertebrado que presta un variado repertorio de pequeños movimientos. Gracias a ellos, podemos situar la cabeza y las extremidades en el punto correcto para conseguir objetivos. Las serpientes tienen muchas más vértebras que nosotros, pero son básicamente iguales. Un edificio, en cambio, sí tiene columnas, no vértebras. No se gira, flexiona ni contorsiona.

El eje vertebrado se convierte en columna, un segmento rígido, cuando sucede algo amenazante en sus tejidos. De modo reflejo, se contraen músculos que recorren varios segmentos vertebrales y la zona se convierte en un bloque rígido, sensible, no articulable.

Sin necesidad de que suceda nada que deba protegerse, el sistema neuroinmune puede evaluar amenaza y actuar **como si** la hubiera. En vez de girar la cabeza, si el eje vertebrado columnizado es el cervical, haremos el giro con el resto del eje —dorsal y lumbar— y la pelvis.

El eje vertebral contiene numerosos pequeños músculos que atraviesan una o varias articulaciones en distintas direcciones. La función de los músculos no es la de proteger el eje vertebrado como una faja consistente, sino la de generar el movimiento más económico y funcional respecto a la tarea solicitada.

Lo ideal no es tener una musculatura fuerte, sino inteligente. La inteligencia motora no se adquiere en el gimnasio, sino en el día a día, jugando-explorando libremente, sin miedo. Haciendo pesas, se desarrolla inteligencia para hacer pesas. El ejercicio es saludable respecto a muchas funciones del organismo, pero no aporta inteligencia motora, es decir, una gama variada de repertorios para conseguir objetivos. Lamentablemente, persiste todavía la cultura del músculo, las malas posturas, los pesos...

Cada uno es libre de invertir su tiempo en lo que le plazca, pero la funcionalidad del eje vertebrado no se beneficia por machacarse los abdominales. *Síndrome de la columna irritable. Síndrome de los nervios irritables.*

86 Desfiladero torácico

Hay un espacio anatómico situado entre la primera costilla y la clavícula que puede crear problemas por su potencial estrechez. Por ese angosto espacio van nervios motores al brazo y vienen los sensoriales de él, camino de la médula espinal. También va la arteria subclavia y viene la correspondiente vena. Los anatomistas denominan a ese espacio el «desfiladero torácico». Creo que, a la par que me daba guerra mi eje vertebrado lumbar, tuve también problemas con esa zona. Al elevar el brazo, se comprime aún más el espacio y se comprime el paquete de nervios y vasos. La arteria subclavia se colapsa y no pasa sangre al brazo. Para comprobarlo, se eleva el brazo a la vez que se toma el pulso.

Me dolía con frecuencia el cuello. Si tocaba el piano, sentía dolor en la paletilla. No podía hacer movimientos repetidos con el brazo izquierdo en alto. Se me dormía con cierta frecuencia todo el brazo izquierdo por la noche.

Mi sospecha era la de un «síndrome de salida torácica». Para salir de dudas, no tenía más que elevar el brazo y comprobar si el pulso radial desaparecía —maniobra de Adson—. ¡Desapareció!

Estaba interesado por la cuestión y había diagnosticado ya varios casos. El destino era la mesa de quirófano: extirpar la primera costilla para hacer sitio. Esta vez, sería yo la víctima. Quizás por empatía, se me coló también el problema. Ya estaba Dios otra vez apretando...

Lo aprendido con el mareo y la hiperventilación crónica vino en mi ayuda. ¿Recuerda? En los estados de alerta crónica, puede automatizarse el patrón de respiración torácico superior, el que aparece cuando huimos de una amenaza o, simplemente, estamos calentando motores, al ralentí, tratando de conseguir el máximo aire posible. Me planteé la posibilidad de que ese fuera el mecanismo del síndrome de compresión del paquete de vasos y nervios entre la primera costilla y la clavícula.

El patrón respiratorio podría elevar la primera costilla y crear el problema. Busqué por la biblioteca y, al fin, encontré algún artículo que apoyaba la hipótesis.

Resultaba curioso comprobar, además, que la maniobra de Adson podía ser positiva en ciudadanos asintomáticos, certificando que con el brazo en alto se interrumpía el flujo de sangre al brazo, sin que ello generara ningún síntoma. Podía ser una condición necesaria, pero no suficiente.

La hiperventilación producía, como ya le he contado, un estado de hiperexcitabilidad de las fibras nerviosas —anhídrido carbónico y calcio ionizado bajos—. La hipótesis me tranquilizó. El fantasma de la cirugía se alejó gracias, otra vez, a la biblioteca.

Poco a poco, dejó de darme guerra. Un día, con mucho miedo, miré si la maniobra de Adson seguía siendo positiva. Con mucho suspense y miedo comprobé que se había negativizado. La sangre corría sin problemas al brazo cuando lo elevaba.

(Acabo de mirarme ahora el pulso con el brazo en alto y está ahí, poderoso, sin problemas. ¡Qué nervios!)

87 Dolor y daño

Nada tiene sentido en biología si no es a la luz de la evolución, proclamó Theodosius Dobzhansky, genetista ruso. ¿Qué sentido evolutivo tiene el dolor?

Creo haberlo mencionado ya, pero no está de más recordarlo. Quizás le ayude a contestar a la pregunta sustituir dolor por picor.

Recuerde: s*ensación molesta cutánea que provoca la necesidad de rascarse.*

El **sentido evolutivo del picor** es promover el rascado, eliminar parásitos, tóxicos químicos o moléculas que a mala uva nos inyectan algunas plantas como las ortigas. Ellas también lo hacen por razones evolutivas: su supervivencia.

El **sentido evolutivo del dolor** es promover una conducta motora que aleje una zona corporal de un estímulo de energía potencialmente nociva —térmica, mecánica, química— para evitar la muerte celular no programada —necrosis—, es decir, alejar la mano de una cazuela muy caliente para evitar quemarse. Si no se ha conseguido evitar el daño necrótico, el dolor sigue promoviendo una conducta de evitación mientras se regenera la zona dañada. Si no hemos evitado la quemadura, dolerá la zona quemada si la tocamos. El dolor es el síntoma-emoticono más importante. Una calavera. ¡Peligro de muerte —celular—!

¿Cómo detecta el organismo esos estados de energía potencialmente nocivos? Dotando a las neuronas encargadas de vigilar lo peligroso con sensores específicos. Son las llamadas neuronas nociceptivas o *nociceptores*: receptores —sensores— de nocividad potencial.

En la retina hay sensores para captar la luz (*fotoceptores*). En los oídos, los sensores captan las sutiles vibraciones que genera la colisión de la materia animada o inanimada entre sí (*mecanoceptores*), las ondas «sonoras». En los *nociceptores,* hay sensores que convierten (*transducen*) la energía mecánica, térmica extrema o química potencialmente nociva, en una miniseñal eléctrica que circula por los nervios llevando información del suceso a diversos centros de procesamiento, escalonados, de abajo arriba, desde la médula al cerebro.

Probablemente, cada vez que lleguen esas señales al cerebro, sentiremos dolor. Si evitamos el contacto, el dolor desaparece. Hemos ahuyentado el peligro. Si no se evita el peligro, puede producirse la lesión. Las células pueden morir de modo violento (necrosis) no programado. Como ya hemos explicado, las células sanas vecinas (incluyendo a las terminales sanas de los nociceptores y las células vigilantes del subsistema inmune) detectan el incidente de cadáveres celulares y generan la correspondiente señal que informa, esta vez, no de peligro, sino de muerte consumada. Todo el tejido sano vecino se sensibiliza y activa de modo integrado la respuesta inflamatoria. Mientras se regenera la zona dañada, no hace falta que aplique un estímulo nocivo allí para que duela. Basta con tocar.

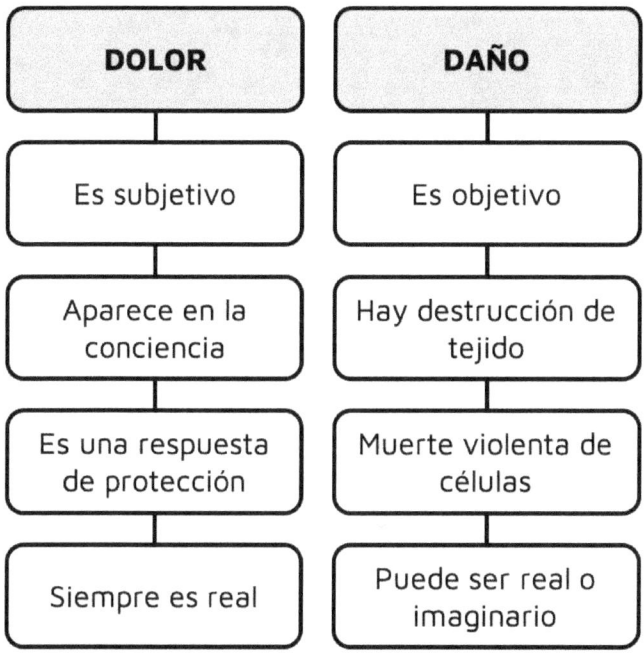

Ilustración 16. Dolor no es igual a daño.

En los dolores sin explicación médica —recuerde que la etiqueta no explica nada— no hay daño ni inflamación. La mano está tocando una cazuela templada. Sin embargo, el sistema neuroinmune puede activar el estado sensible en una zona anatómica cualquiera y usted no podrá aplicar estímulos inofensivos sin que aparezca en la conciencia el *quale* dolor. No sólo estamos a veces muy sensibles nosotros. También el organismo tiene estados de hipersensibilidad.

—¡Caray! No se te puede decir nada. ¡Cómo te has puesto!

Con el dolor es, a veces, igual.

—¡No me toques!

¿Por qué? ¿Cómo se ha llegado a esa situación? Los expertos lo tienen todo controlado… con una nueva etiqueta: *sensibilización central*.

88 Sensibilización central

El organismo no sufre —ni disfruta— con el dolor, ni se alegra con la alegría. Las células no celebran con champán que le haya tocado el gordo, ni las células de las glándulas lacrimales lloran a lágrima viva cuando ha sucedido una tragedia. El que sufre y disfruta es el individuo consciente. El sistema neuroinmune se limita a hacer su trabajo. En función del estado evaluativo-motivacional en el que se encuentre, fluctuará entre estados basales de vigilancia normal y estados de alerta sensible-protección, a veces justificados y otras no.

Los tejidos se sensibilizan —inflamación tras la necrosis— cuando se ha producido en la vecindad un incidente mortal. Es una *sensibilización periférica*, local. Previsiblemente, los centros de procesamiento estarán atentos a las noticias que llegan de la zona destruida para garantizar que la información de la zona siniestrada llegue a todas las áreas de procesamiento. Los centros estarán también sensibilizados —hipervigilantes—, interesados en lo que sucede en esa zona dañada. Los expertos hablan de *sensibilización central*.

El problema surge cuando, sin haber sucedido nada nocivo, el sistema neuroinmune hace una transición al estado sensible de alerta-protección. La imaginación de las capas predictivas ha impuesto sus temores sobre los datos sensoriales de la periferia. No hay daño, pero el sistema opera **como** si lo hubiera. Estímulos inofensivos generan síntomas.

A veces, ha habido un incidente de necrosis, pero ya se ha terminado la regeneración de lo dañado y el sistema no abandona el estado de alerta-protección, el estado sensible. Son los centros de procesamiento los que mantienen el estado sensible desplegado. Los expertos echan mano del término sensibilización central para justificar la situación.

—Me sigue doliendo desde el accidente.
—No tendría que dolerle. Las heridas ya han cicatrizado.
—Pues me duele.
—Probablemente tenga sensibilización central.

Hay sensibilizaciones centrales justificadas e injustificadas, innecesarias. Si el estado sensible central está justificado, hay que atajar el daño persistente. Si no lo hay, el profesional deberá centrarse en la desactivación del estado de sensibilización central y no convertir ese estado en una etiqueta que cosifica el proceso y lo convierte en un estado enfermo, patológico.

Si ha habido un robo en el edificio, es lógico que exista un período de mayor sensibilidad hacia nuevos robos, pero, con el tiempo, las aguas vuelven a su cauce. Dicen muchos expertos que en los síndromes de sensibilización central el cerebro procesa mal la información. Si ha habido un incidente previo de daño (necrosis) y persiste el estado sensible más allá de la regeneración de la zona dañada, sugieren los expertos que la actividad de las neuronas que han mantenido el estado de alerta-protección deja una huella permanente. Ha caminado mucha gente por la pradera y ha dejado un camino abierto de tanto pisar la hierba. Las señales sensoriales encontrarán un camino facilitado hacia los centros evaluativos y estos seguirán en el estado de alerta como si se tratara de un estrés postraumático.

Los centros de procesamiento de las señales sensoriales procesan mal la información. Generan señales de daño a pesar de que los nociceptores no detectan nada nocivo. No estoy de acuerdo. En mi opinión, esos centros trabajan al servicio de un estado evaluativo-motivacional que aplica la información disponible, la que facilitan los expertos. Una hipótesis plausible es que pueden estar procesando bien una mala información.

Al menos, es una información cuestionable. Le recuerdo que estamos reflexionando sobre un capítulo confuso de la medicina. En mi opinión, sería más apropiado hablar de *síndrome de déficit de habituación* (SDH). Por supuesto, central.

A los pacientes les ayuda saber que en la zona dolorida no hay evidencia de daño y que el dolor puede provenir de cuestiones centrales, cerebrales, aunque lo que cada uno entienda como «central» puede variar.

89 Personas PAS

Como ya hemos comentado, a lo largo del aprendizaje todos desarrollamos sensibilidades a unas cosas e indiferencia o habituación a otras. La sensibilización puede aportar algo positivo o negativo. Aprendemos a detectar estímulos de baja intensidad, matices que otros no captan. Si esa capacidad para detectar genera ventaja en positivo, adquirimos competencia para actividades que nos reportan satisfacción y beneficio. Podemos sensibilizarnos a la música, a los buenos vinos, a la poesía. Sabremos apreciar y paladear lo que otros no aprecian, porque no se han sensibilizado a esas cuestiones.

El problema surge cuando ese modo sensible de estar en el mundo se aplica a estímulos inofensivos, pero el organismo los ha catalogado como relevantes, amenazantes. Sería algo parecido a la alergia, pero no en el subsistema inmune, sino en el neuronal. La consecuencia sería la activación de estados de alerta-protección no justificados, es decir, síntomas.

El modo sensible de estar en el mundo no es ni bueno ni malo. Las personas PAS son muy analíticas y aprecian esa característica. Lo que para otros resulta indiferente, para ellas contiene algún valor y les cuesta poner el sello de la irrelevancia.

Los síntomas sin explicación médica corresponden en realidad a *organismos altamente sensibles* (OAS). El paciente sufre la consecuencia de ese estilo analítico y desconfiado de su sistema neuroinmune, con exceso de atribuciones de amenaza a variables externas e internas, que para otras personas son irrelevantes.

En mi opinión, debe distinguirse entre persona PAS y organismo PAS. El sistema neuroinmune tiende, por definición, a analizar con el sesgo de negatividad y pueden aparecer síntomas que la persona PAS puede evaluar también de modo sensible, estableciéndose un bucle peligroso que facilita la cronificación de los síntomas.

El antídoto frente a las consecuencias del modo hipersensible es el conocimiento. El objetivo es disfrutar las ventajas del modo hipersensible para apreciar todo lo que merece la pena ser vivido y tratar de enfriar el modo PAS del subsistema neuronal defensivo, trabajando la habituación y, sobre todo, no cayendo en la tentación de identificar el estilo PAS como una etiqueta de enfermedad.

90 Cuidado con la plasticidad

Las células son plásticas. Tienen capacidad adaptativa. No disponen de un único modo de trabajar. En función de las condiciones internas y externas, pueden generar cambios que les ayudan a sobrevivir en condiciones de estrés, dentro de ciertos límites. La célula no vive aislada y, a veces, los cambios deben afectar a todas las vecinas o, incluso, a todo el organismo, si no hay otro remedio.

Usted en su casa puede adaptarse a una nueva situación: le han bajado el sueldo y tiene que hacer ajustes en sus gastos. Otras veces, hay que hacer una reforma en el tejado del edificio y todos los vecinos deben adaptarse y aportar su cuota. En otras, la ciudad sube un impuesto para acometer reformas urbanas. La plasticidad es eso: la capacidad de hacer ajustes respecto a estados cambiantes, individuales y colectivos, desde la célula aislada al organismo.

El individuo no se libra del impacto de la plasticidad. Tendrá que acomodar su conducta a las exigencias del gobierno neuroinmune. La adaptabilidad es buena si repercute favorablemente sobre el aprendizaje, sobre la capacidad de afrontar con éxito los reveses (*resiliencia*), pero la persistencia de un estado de alerta-protección injustificado exige más y más del individuo. Suben y suben los impuestos, sin que eso repercuta sobre su bienestar. Cada vez los síntomas son más penosos e incapacitantes.

En los síntomas sin explicación médica, la plasticidad juega en contra de los intereses del individuo. La solución pasa por modificar el estado evaluativo-motivacional que mantiene el estado de alerta. Hay que desmontar la trama de creencias y expectativas disfuncionales. Hay que desmedicalizar, eliminar etiquetas-estigma y recuperar el estado explorador juguetón. En este caso, la plasticidad jugará a favor del individuo.

La cronicidad es una consecuencia de un estado de conectividad sensibilizado en negativo. La plasticidad permite dar la vuelta a la tortilla, pero para eso hay que hacer un trabajo entre el profesional y el paciente.

La plasticidad, no lo olvide, está al servicio de la información.

91 Lo mío es muscular

—Lo mío es muscular.
Efectivamente. *Mio* significa músculo.
—Mi dolor es muscular.
Nada de eso. Los músculos, como cualquier otro tejido, no duelen. Pueden dañarse o estar sometidos a situaciones de estrés mecánico o metabólico. Estas dos situaciones —daño necrótico y estrés— son detectadas por los nociceptores —neuronas que detectan nocividad—, que despliegan sus ramos entre las fibras cerca de los capilares y envían su información a los centros evaluativos. Probablemente, usted sienta dolor en la zona comprometida, pero espero que a estas alturas del libro ya lo tenga claro: el dolor es un contenido de conciencia, algo que únicamente aparece por la actividad compleja e integrada de un conjunto de áreas cerebrales —«neuromatriz del dolor»—.

Si el dolor aparece con el movimiento, damos por sentado que el dolor aparece porque hay un problema «musculoesquelético». Puede ser una contractura muscular, un nervio pinzado o un roce articular. Palabras que no se sabe bien lo que quieren decir.

※ ❦ ※

92 ¿Qué es una contractura?

En los cursos que imparto a fisioterapeutas, les hago esta pregunta. Invariablemente, obtengo el silencio como respuesta.
—Una contractura es… pues… una contractura. ¡Qué va a ser!

Desde la perspectiva biológica, celular, la contracción se produce en el interior de los *miocitos,* las células que se acortan cuando la neurona que está conectada a sus fibrillas les da la orden: «¡acortaos!». La contracción muscular es, en realidad, un ciclo rápido de acortamiento y relajación. Las fibrillas se contraen y relajan. Ambos procesos consumen energía. Mientras se disponga de ella, el ciclo se completa. Las cabezas de la *miosina* no se quedan pegadas a la *actina*. Únicamente en el *rigor mortis* se da esa situación. Si un músculo está contraído —no *contracturado*— cuando no debería, indica que el sistema neuronal motor mantiene activada una orden para que se contraiga.

La unión de la neurona con la fibra muscular (*placa motora*) es un punto que se encuentra en un estado de excitabilidad variable. En los estados de alerta-protección esa excitabilidad puede ser exagerada y hace que algunos *sarcómeros* —las zonas de la fibra en la que se produce la contracción-relajación— se encuentren en un estado de contracción facilitado. Son áreas limitadas y no un músculo entero. Incluso pueden ser asintomáticas (*puntos gatillo latentes*). Lo correcto sería utilizar el término contracción y no contractura y proceder a desactivar los estados de alerta-protección injustificados, que son los responsables de la hiperexcitabilidad de las placas motoras.

En los estados de alerta-protección, el sistema neuroinmune se expresa en la conciencia como dolor, pero a la vez libera una orden protectora a los músculos de la zona evaluada como amenazada. Si es el eje vertebrado cervical el implicado, los músculos lo protegerán, convirtiéndolo en una columna, a la vez que el paciente relatará el *quale* dolor.

—Siento dolor en el cuello.

El profesional hace la historia clínica y explora.

—Tienes contraídos los músculos del cuello. Relájalos.

Si no existe un daño que explique y justifique el estado de alerta-protección, la contracción muscular no tiene sentido. Hay que desactivar el programa motor que elimina el juego articular. Hay que explicar al paciente la trama del proceso evaluativo-motivacional y promover, sin miedo, el juego explorador del cuello: mirar con libertad. Para relajar el músculo, no hay que masajearlo. Basta con interiorizar la relajación.

Es fundamental aprender a relajarse y sentir ese estado relajado.

93 Crujidos

¿A quién no le crujen las articulaciones? A mí, sí, por lo menos. En mi época de hipocondría descompensada, me creaba mucha angustia. Oír los crujidos en el cuello me reforzaba la imagen de un cuello degenerado, artrósico. Los crujidos no podían tener otro origen que el roce de mis desgastadas articulaciones.

La biblioteca me ha enseñado que esos ruidos son normales y que los produce el gas articular. Cuando la articulación lleva un tiempo quieta, el gas forma burbujas. Al mover la articulación, la burbuja se fragmenta y oímos los ruiditos. La *tribonucleación* es el fenómeno físico que explica el proceso. Todo normal.

94 Artrosis. El derecho a no sentir dolor

Ya hemos comentado que las articulaciones muestran cambios adaptativos a lo largo de los años, como respuesta a la carga a la que son sometidos. La buena vida articular no consiste en evitar la carga, sino en adaptarse a ella. La carga hace que la resistencia de los tejidos aumente. El peor enemigo de una articulación es la inactividad.

No existe una correlación entre cambios de artrosis y dolor. El mal llamado «dolor musculoesquelético» no está producido por desgaste articular, ni existe una respuesta inflamatoria allí donde duele.

Las guías de buena práctica clínica recomiendan no hacer pruebas de imagen a no ser que existan síntomas o signos de exploración alarmantes que sugieran la posibilidad de un proceso destructivo (tumor, infección) o una compresión de estructuras neurales. A pesar de la recomendación, prácticamente todos los pacientes que padecen dolor en la zona lumbar acuden a consulta con escáner o resonancia, con informes extensos en los que el radiólogo describe lo que ve: los cambios adaptativos normales con la edad. Es habitual que alguien haya subrayado algunos términos.

El objetivo de las pruebas de imagen es descartar procesos serios —«banderas rojas»—, no evidenciar los cambios adaptativos (artrosis) de las articulaciones.

Los pacientes asintomáticos tienen derecho a seguir sin dolor. Una prueba innecesaria puede iniciar el proceso catastrófico.

—¿No le duele? ¡Qué raro! ¡Tendría que dolerle! Tiene usted mucha artrosis.

Puede que el tiempo acabe dando la razón —aparentemente— al doctor:

—Tenía usted razón. Ya me duele…

La artrosis no es un diagnóstico, sino un término que describe una serie de cambios en los tejidos articulares, que pueden coincidir con dolor o no. En ningún caso debe considerarse a la artrosis como causa del dolor. La artrosis no daña. Puede limitar la extensión articular por motivos mecánicos. Eso es todo.

Lo mismo podríamos decir de la osteoporosis.

95 Estiramientos

El músculo tiene una longitud determinada por sus propiedades viscoelásticas y por las órdenes motoras que recibe. Si el músculo está acortado, será porque está activa una contracción o porque el tejido conjuntivo —los «gordos» de la carne— que protege las fibras se ha acortado, por el desuso u otras condiciones crónicas. Cuando estiramos un músculo, no estiramos el tejido muscular, sino que modificamos el patrón de órdenes motoras que lo mantienen acortado. El efecto de «estiramiento» es debido al cambio del patrón central, al menos, a corto plazo.

El masaje, el estiramiento, puede ser placentero y aportar una sensación de bienestar. Desde ese punto de vista, nada en contra, pero los músculos no se estiran, ni parece demostrado que los estiramientos previos al ejercicio reduzcan las lesiones y eviten el dolor [63], [64].

El músculo está sobrevalorado. El cardíaco ha robado el protagonismo en el ámbito emocional al cerebro.

—Deja que hable tu corazón.

Los corazones no hablan, más que con la frecuencia e intensidad de sus latidos, y ese lenguaje está bajo el control del sistema nervioso. El único músculo que habla es el de la lengua. No se contractura ni necesita masajes. Tampoco aumenta de grosor, a pesar de que algunos hagan pesas con él —los pesados—. La evolución ha seleccionado algún mecanismo que impide el aumento del grosor de la lengua. Así, se protege la función deglutoria y respiratoria, mucho más interesante en muchos casos que lo que algunas lenguas dicen.

¿Dolor musculoesquelético? ¡No hay derecho! Al menos, en justicia, habría que citar también a las neuronas. Dolor neuromusculoesquelético. En muchos casos, bastaría la referencia a las neuronas.

—Mi sistema neuroinmune me ha activado el estado de alerta-protección en el cuello. Lo mío es neuronal.

Muy bien. Así está mejor.

96 José Errasti, un pionero

Entre 1975 y 1980, José Errasti, entrenador del equipo de fútbol de la Juventud Deportiva Mondragón, el pueblo donde nací, desarrolló un programa de gimnasia para jubiladas —y algún jubilado—. Era un hombre apasionado por la gimnasia. No tenía ninguna titulación académica relacionada con la actividad física, pero se dedicaba en cuerpo y alma a ella.

Hacia los 60 años sufrió un infarto de miocardio y le prejubilaron. No renunció a su vocación y recuperó gradualmente su capacidad física. En el gimnasio ayudaba a quienes se prestaban a ello y, poco a poco, formó un grupo que se reunía para hacer gimnasia en un ambiente distendido. El grupo alcanzó cierta fama y actuó en varias localidades. Llegaron a invitar a José a una entrevista en «Saber vivir», en RTVE. Los ensayos y actuaciones se complementaban con comidas y cenas. Buen rollo, en definitiva.

No se hizo ningún estudio de la experiencia, pero disminuyó el dolor, el consumo de fármacos y el desánimo. En opinión de algún superviviente de la experiencia, José hacía milagros.

En 1979, publicó un libro:

> La Gimnasia como «estrategia física» aplicada al cuerpo humano. ¡No a la «estrategia» química! Por una mejora de las condiciones de vida.

No creo que José tuviera conocimientos de neurociencia. Probablemente, no hacía falta. Con su ejemplo y su actitud fue capaz de contagiar entusiasmo y mover los cuerpos de las jubiladas en un ambiente animoso que les devolvió la alegría de vivir —moverse—.

Yo todavía no estaba interesado por el dolor. Andaba centrado en el mareo, la depresión, la hipervigilancia. Me enteré del éxito de los grupos de José, pero no supe captar toda la información que contenía su labor para los profesionales. Más adelante contaré la experiencia gratificante de colegas y amigos con grupos de pacientes de migraña, fibromialgia y dolor crónico, objetivada con todo el rigor del procedimiento científico. José sabía que la actividad en grupo era saludable. La promoción de la actividad en grupo complementada con la «educación en neurociencia» ha demostrado ser una estrategia prometedora. José fue, sin duda, un pionero.

97 Cotilleo

Somos una especie cotilla. Eso nos ha llevado, con el tiempo, a donde estamos ahora, para bien y para mal. Compartir la información del día alrededor del fuego en las primitivas manadas de *sapiens* nos ha permitido seguir vivos [65].

Me gusta compartir la información con mis congéneres, con unos más que con otros. En la consulta, me gustaba cotillear.

—Cuente, cuente...

La historia clínica me parecía, y sigue pareciendo, el momento fundamental de mi profesión. El profesional tiene que ser cotilla, interesarse por los síntomas y por lo que piensa de ellos. En justa correspondencia, el profesional tiene que contar al paciente todo lo que ha leído y vivido sobre organismos. Lo confieso: me encanta el cotilleo.

—¿Qué me cuenta, doctor?

Cuando atendía a un paciente con dolor, mareo, síncopes o cualquier otro síntoma «no explicado», dedicaba el tiempo que hiciera falta al cotilleo bidireccional. Todo lo que iba aprendiendo —incluidas mis hipótesis incipientes— se lo contaba al primero que se terciara. Mis nuevos conocimientos no afectaban, al principio, a la migraña. Daba por sentado que lo que proponían los expertos en la cuestión era lo mejor y más validado por la ciencia. Además, yo no la padecía, salvo el episodio aislado de aura sin dolor. Sin proponérmelo, empecé a cambiar progresivamente el cotilleo respecto a la migraña.

—¿Te has enterado de que la migraña no tiene nada que ver con la circulación?

—No me digas…

En los primeros años de la década de los noventa, la década del cerebro, se esfumó toda mi credibilidad respecto a los cotilleos oficiales. Hice honor a la década del cerebro, leyendo todo lo que pillaba, libros y artículos sobre él.

El haber padecido alergia me sugirió que los errores del sistema inmune podrían darse también en el sistema nervioso. Leí mucho sobre nociceptores —neuronas sensibles a estímulos potencialmente nocivos—, canales iónicos —proteínas incrustadas en la membrana de los nociceptores, que transforman-transducen el estímulo nocivo en una corriente eléctrica—. Aprendizaje, potenciación-depresión a largo plazo, plasticidad, percepción, *kindling*, atención…

Según leía, lo cotilleaba. Los primeros intentos fueron calamitosos:

—¿Qué? ¿Ha entendido algo?

—Pues, para serle sincero, no. ¿No puede darme algo para las crisis?

Hice presentaciones con imágenes que les mostraba en el ordenador. Escribí un tocho de 40 páginas en las que exponía mis propuestas. Tenían que leerlo y trabajaríamos sobre los conceptos. Para evitar malentendidos, advertía de los más frecuentes.

«No es cierto que digamos que el dolor no existe». ¡Mira que se lo ponía por escrito, eh!

—¿Qué? ¿Cómo va?

—Igual o peor.

—¿No le convence lo que ha leído?

—Pues, la verdad, no. Dice usted que el dolor no existe…

Alrededor de un 60% de los casos iban bien. Menos dolor, menos fármacos y más alegría de vivir. Languidecía el modelo vascular —«síndrome de arterias irritables»— y emergía el neuronal. La irritabilidad estaba en estructuras neuronales. Los vasos eran inocentes. El todavía vigente «dolor pulsátil» no lo es. El ritmo del dolor y los martillazos no se corresponden con el latido arterial. No hay más que tomarse el pulso para comprobar que el dolor no es pulsátil.

Mi experiencia de liberación del dolor «musculoesquelético» lumbar me animó a contar los nuevos conceptos, a cotillear y descalificar los viejos mitos:

—Eso de las malas posturas, de la necesidad de mantener la columna recta, del modo correcto de coger los pesos… me han dicho que no hay que hacer caso.

—Pues en la escuela de espalda le dan mucha importancia a todo eso…

—Hay otras maneras de concebir una escuela de espalda. Puede que los viejos dogmas deban revisarse.

98 Predicar en el desierto

Mi natural cotilla me empujó a compartir mis reflexiones con todos los colegas que se ponían a tiro. Nos reuníamos dos días a la semana todos los neurólogos de los dos centros hospitalarios de Vitoria —Santiago y Txagorritxu, en riguroso orden alfabético—. En el café que seguía a la sesión clínica o clínicopatológica, cotilleábamos sobre lo leído y vivido. Afortunadamente para mí, algunos de los colegas participaban activamente en el cotilleo, hasta que el monotema «el cerebro y la madre que lo parió» acabó cansándoles.

Reconocían que los argumentos y el modelo eran válidos. Explicar el modelo a los pacientes era una buena estrategia, pero era «muy complicado» y estaría destinada al fracaso porque «los pacientes, ya se sabe, quieren soluciones ¡ya! y no discursos». Además, con los fármacos, según su buen entender, las cosas iban bien: se conseguía un buen control. Lo importante era que lo que se hiciera «funcionara».

Tuve que aceptar la navegación solitaria. Bueno, miento: los pacientes me acompañaron en el cotilleo y, muchos de ellos, mejoraron. Menos días de dolor, menos fármacos y más chupitos. En el terreno del mareo, los síncopes (fiflí), el dolor crónico y la migraña, aplicaba la estrategia pedagógica y seguí desarrollando el modelo educacional.

Todavía no pensé en los fisioterapeutas como colectivo potencialmente interesado. Predicaban lo que yo criticaba. Recuerdo que acudió una fisio del hospital a mi consulta. Le dolía el cuello. Hice la historia, exploré e inicié la charleta. El dolor… el cerebro… Me cortó en seco. «No me interesa. Lo que necesito es que me recete unos calmantes».

99 De repente, los fisios

Mi hija Maite estudió fisioterapia y se casó con un fisioterapeuta. No satisfechos con lo que habían aprendido en la universidad, invirtieron tiempo y dinero en ampliar conocimiento con cursos de postgrado de osteopatía, inducción miofascial, drenaje linfático…

En la sobremesa de las comidas familiares, aparecía invariablemente el cotilleo y cada uno defendía sus propuestas, desde sus convicciones más caras, entendiendo lo caro como querido y caro —en pesetas, todavía—.

Mi hija y mi yerno me escuchaban por educación y por ganarse el besugo.

—¡Qué sabrá mi padre sobre dolor! Nos va a decir a nosotros, que somos fisios...

Tanto va el cántaro a la fuente…

Un buen día, decidieron prestarme atención, darme una oportunidad. A cambio, me leería alguno de sus libros sobre cadenas musculares, fascias y demás. Leí muchos artículos sobre osteopatía, terapia manual, fisioterapia. Curiosamente, encontré en ellos excelentes artículos en los que se hacía autocrítica de sus postulados —por ejemplo, la subluxación— y se hablaba de neurofisiología del dolor.

Como siempre, la biblioteca viene en nuestra ayuda cuando surgen los problemas. Poco a poco, fueron conscientes de que el cerebro y la red neuronal pintan algo en la cuestión del dolor y el movimiento. Por primera vez, conté con un par de aliados dispuestos a acompañarme en la aventura apasionante de nadar contracorriente, desde la convicción de que la dirección correcta era esa, aunque fuera la que exigía mayor esfuerzo.

La década del cerebro, los 90, llevaba ya unos pocos años invirtiendo en la búsqueda de tratamientos para el Alzheimer, la enfermedad de Parkinson, la esclerosis lateral amiotrófica, la esclerosis múltiple, la epilepsia... es decir, entidades patológicas que generaban síntomas con explicación médica, aunque no siempre se disponía de terapias eficaces.

Me centré cada vez más en los síndromes sin explicación médica, buscando la explicación biológica, celular, evolutiva. Estaba convencido de que lo que sucedía era un proceso que se desarrollaba en un organismo sano que actuaba de un modo inadecuado, erróneo. La alergia era una buena metáfora. El cotilleo en la consulta, la información sobre nuestra hipótesis, ayudaba a los pacientes a gestionar la situación. La mejoría era evidente en muchos casos. No había vuelta atrás. Era evidente el papel fundamental de la información experta en la génesis, desarrollo y consolidación de un estado de alerta-protección innecesario, invalidante y penoso.

La información era consustancial a la vida y los profesionales la estábamos divulgando sin tomar las debidas precauciones en esta cuestión de los síntomas y etiquetas mal explicadas.

100 ¿Fibromialgia? No, gracias

Todas las enfermedades son aborrecibles. Los profesionales deberían odiarlas por igual y esforzarse en combatirlas, con todo el conocimiento disponible y con toda la empatía y dedicación que los enfermos merecen. Inevitablemente, hay enfermedades que resultan más atractivas para los profesionales que otras.

—¡He visto un caso precioso!

Es una expresión extraña. En el ranking de enfermedades atractivas para el profesional, la *fibromialgia* ocupa los últimos puestos. Los pacientes comparten, lógicamente, esa mala disposición con ellos. Tampoco les resulta atractiva, por motivos obvios y bien distintos.

La etiqueta *fibromialgia* engloba a pacientes incapacitados y acribillados por los síntomas de dolor generalizado, cansancio, mala calidad de sueño y disfunción cognitiva. Con frecuencia, por si no tuvieran ya bastante, padecen la mortificación e invalidez añadidas de otras etiquetas como migraña, colon irritable, piernas inquietas y muchas otras.

Los expertos reconocen la falta de consenso respecto a una explicación de tanto sufrimiento. Demasiados profesionales se niegan todavía a reconocer la realidad de los síntomas e insinúan, más o menos veladamente, que todo es «psicológico».

La etiqueta diagnóstica apareció en 1976 y se consolidó en 1990, con el establecimiento de criterios diagnósticos que fueron posteriormente modificados. La enfermedad está reconocida por la OMS y catalogada en el epígrafe de reumatismo —o trastorno—

de tejidos blandos. Presté atención a la etiqueta emergente y me mantuve informado sobre lo que se iba diciendo. Se reconocía el carácter misterioso y la falta de terapias resolutivas.

Desde mi perspectiva, encaja en el epígrafe de «Síntomas sin explicación médica». El término «reumático» no se sabe bien qué quiere decir: dolencias de tejidos blandos del aparato locomotor que se expresan por dolor y rigidez y que no cuentan con una explicación satisfactoria. Un cajón de sastre.

Con ánimo de buscar el consenso, comparto la opinión de que la *fibromialgia* es una enfermedad neurológica. Sorprende, por ello, el poco interés mostrado por los neurólogos en implicarse en su estudio.

Progresivamente, fui adaptando mis conocimientos y propuestas al ámbito de la nueva etiqueta y apliqué la estrategia del cotilleo con los pacientes. Les explicaba lo que yo pensaba, igual que hacía con los pacientes de otras etiquetas sin explicación médica.

Mi hija Maite y mi yerno Asier, una vez convertidos a los nuevos paradigmas con alguna resistencia, colaboraron activamente. Derivaba pacientes a su clínica y se empleaban a fondo y gratuitamente en sacarles del infierno kafkiano en el que se encontraban. Hubo éxitos y fracasos, pero el marco teórico se fue enriqueciendo.

Poco después, tuve conocimiento de una nueva etiqueta: *encefalitis miálgica* (actualmente, *encefalomielitis miálgica*) o *síndrome de fatiga crónica*. En 1989, la OMS la reconoció como enfermedad y la clasificó como una entidad neurológica infecciosa o postinfecciosa. El síntoma dominante es el cansancio extremo. Comparte también la condición de no disponer de explicaciones satisfactorias sobre su origen. No vi a muchos pacientes y, por lo tanto, soy más prudente al opinar sobre ella.

Se han descrito múltiples marcadores biológicos que demuestran, frente a los escépticos, que el sistema neuroinmune está trabajando en régimen de enfermedad, aunque no haya pruebas objetivas de enfermedad real. Para los suspicaces, es todo «psicológico». En mi opinión, se trata de una enfermedad autoneuroinmune, en el sentido que doy a ese término.

El cansancio es la expresión en la conciencia de un estado evaluativo-motivacional que presiona al individuo a no esforzarse. Lógicamente, en esta situación hay un déficit motivacional. No porque el individuo no quiera esforzarse, sino porque su sistema neuroinmune se encuentra en el modo «enfermedad».

El término «inflamación» engloba muchos estados neuroinmunes defensivos. En la encefalomielitis miálgica (síndrome de fatiga crónica), no existe un estado inflamatorio clásico como el que se produce cuando hay destrucción de tejido (necrosis), por la sencilla razón de que no hay tejido que proteger ni reparar. Los mediadores proinflamatorios cerebrales indican que se ha activado el programa «respuesta de enfermedad», responsable del tormento y la invalidez de sentirse enfermo, en mayor medida incluso que si hubiera una enfermedad.

Ya he comentado que la enfermedad virtual como contenido de conciencia es tan real como la enfermedad real. No he tenido suficiente experiencia con pacientes y prefiero limitarme a dar constancia del problema desde la perspectiva de mis hipótesis. Para los pacientes, se trata de una situación dramática, que debe ser respetada y atendida con todos los recursos disponibles.

Hay que ser cauto a la hora de animarles a esforzarse, pues su tolerancia a la actividad física es mínima. Es fundamental presentar la hipótesis evaluativa con tacto para evitar malentendidos.

Lo que leía me preocupaba, pues ambas etiquetas correspondían a una situación real de penosidad e invalidez extremas y, además, el colectivo de profesionales no mostraba excesivo interés por asumir sus compromisos.

101 Terapia cognitiva: ¿qué es eso?

Buscando información sobre la *encefalitis miálgica*, topé con un artículo de Simon Wessely, un prestigioso psiquiatra inglés, investigador del King's College, interesado también en los síntomas sin explicación médica. Aplicando *terapia cognitiva* en pacientes con fatiga crónica, había conseguido una mejoría sustancial.

Era la primera vez que leía algo sobre terapia cognitiva. Cosas de psicólogos, pensaría. Sin embargo, el dato estaba allí: cambiando las creencias disfuncionales, se podía ayudar a los pacientes. Coincidía con mi estrategia del cotilleo e incorporé más datos y experiencias con pacientes, aunque eran más escasos. En este caso, los neurólogos tampoco mostraron interés, a pesar de que la etiqueta señalaba directamente al encéfalo y médula espinal como origen del problema: «encéfalo-mielitis».

102 Neuro-neurología

En 1995 nos reunimos en un hotel del Montseny todos los residentes formados en el Servicio de neurología del Hospital de Bellvitge, bajo la dirección de un gran profesional, buena persona y amigo, el Dr. Jaume Peres-Serra. Yo fui el primer residente del recién inaugurado servicio y el Dr. Montero me encomendó abrir la sesión con una charleta sobre «eso que estás estudiando», «síndromes de hipervigilancia». Después de la comida, nos reunimos en una mesa-redonda informal para hablar de la «Neurología 2000». Yo expuse mis tesis incipientes, poniendo el acento en la necesidad de profundizar en el conocimiento de la actividad neuronal en el organismo sano y el Dr. Jordi Serra —residente unos años más joven en Bellvitge—, prestigioso investigador en microneurografía, comentó:

—Arturo, ¿nos estás proponiendo algo así como una *neuroneurología*?

Efectivamente, era eso. Existía la neuroinmunología, la neuropsiquiatría, la neurooftalmología, la neuroendocrinología, la otoneurología, pero no la neuroneurología: la disciplina que se ocupa de lo que hacen las neuronas. La neurología no debía circunscribirse al estudio de las enfermedades que afectan al sistema nervioso, sino que tendría que contemplar también los problemas que puede crear una red neuronal sana si trabaja desde un modo hipervigilante.

❋❦❋

103 Cognición y conducta

Hacia mediados de los 90, ya tenía claro que las creencias eran claves en el problema de los síntomas sin explicación médica y las etiquetas emergentes. Los psicólogos intervenían sobre las cogniciones y estrategias conductuales conscientes tratando de ayudar al individuo a gestionar la interacción con el entorno social. La terapia cognitivo-conductual ganaba prestigio como herramienta en psicoterapia.

En nuestro caso, no se trata de analizar las creencias y pautas conductuales del individuo, sino de hacer consciente la importancia de la información como componente biológico y su dependencia de la cultura de organismo aportada por los expertos.

Evidentemente, es una intervención cognitivo-conductual o, como prefiero decir, evaluativo-motivacional, pero tratando de modificar pautas aprendidas al calor de la información de expertos, sin registrar y mucho menos inculpar al individuo.

104 Hay que animarse

No hay nada más odioso para alguien que no tiene ganas de esforzarse —porque su sistema neuroinmune le fuerza a no tenerlas— que animarle a que se anime.

El ánimo bajo es un estado de desmotivación al esfuerzo, al ánimo. El sistema neuroinmune hace sus evaluaciones de coste-beneficio en la utilización de energía y sobre la sanción social que la conducta va a provocar y, en base a esa evaluación, se proyecta en la conciencia la desgana. El cuerpo pesa subjetivamente como si fuera de plomo. El filtro de la copia eferente se desactiva y las sensaciones de esfuerzo físico recogidas por los mecanosensores, en vez de filtrarse, que es lo que sucede habitualmente cuando no hay ningún problema, se liberan. Sería como pasar de un espacio sin gravedad a uno normal. En esas condiciones, cualquier individuo en su sano juicio querría quedarse en la cama, aunque preferiría disponer de la energía requisada por el sistema neuroinmune para comerse el mundo.

❋🔩❋

105 Por fin escribo

Tras muchos intentos fallidos, me estrené como escritor. Tenía que dejar constancia de mis propuestas, cotillear.

En 2004, escribí mi primer libro, «Jaqueca, análisis neurobiológico de un dolor irracional». Aún aceptaba la hipótesis de la «meningitis aséptica», aunque ya planteé el término de «meningitis kafkiana». Ese mismo año, tuve conocimiento por primera vez de la existencia de dos investigadores australianos, Lorimer Moseley y David Buttler, a través de un artículo [66]. ¡Imaginar un movimiento generaba dolor y edema en un paciente con dolor regional complejo!

Fascinante.

Unos meses después, leí una reseña de su libro, *Explain pain*. Llamé a mi hija Maite, emocionado. Por fin, alguien proponía cosas parecidas.

En 2009 publiqué, ya con más experiencia, «Migraña, una pesadilla cerebral», con la hipótesis del error evaluativo cerebral bastante desarrollada, pero refiriéndome al sistema inmune como una metáfora. Me libré de la referencia a la inflamación meníngea de mi primer libro por una razón convincente: no existe. En la migraña no hay ni asomo de inflamación en el espacio meníngeo.

Poco antes de jubilarme, tuve la fortuna de contar con la colaboración entusiasta y decidida —¡por fin!— de un médico: el doctor Iñaki Aguirrezábal, médico de Atención Primaria del Centro de salud de San Martín, de Vitoria. Estaba versado en terapias breves y había oído hablar de lo que yo hacía. Se presentó en mi consulta solicitando asistir a mis cotilleos. Compartimos horas con los pacientes y las cañas reglamentarias en horas libres hasta que me jubilé o, más bien, me des-institucionalicé, bastante desilusionado por el escaso apoyo prestado por la institución y los compañeros.

Afortunadamente para mí, había empezado el blog en 2008 y me encontré allí, nuevamente, con los fisioterapeutas. En ese mismo año, se fundó la SEFID, la Sociedad Española de Fisioterapia y Dolor. Nos afiliamos de inmediato Maite, Asier y yo. A partir de 2009, todo cambió. No me ha faltado el aliento de los fisios y, gracias a ellos, he seguido motivado, buscando información para actualizar el marco teórico desarrollado en todos esos años.

Moseley y Buttler celebraron hace 5 años sus 15 años de explicaciones sobre dolor [67]. Por ahí le andaré yo también.

106 ¡A por ellos!

Me costeé unos años de la carrera de medicina, en Valladolid, tocando en un conjunto. En verano hacíamos bolos en las fiestas de los pueblos. Habíamos finalizado la actuación en una sala de Cuéllar. Un patoso pasado de frenada alcohólica había tenido sus más y sus menos con nuestro batería, pretendiendo que siguiéramos tocando hasta que él dijera. Empezamos a recoger los trastos y, en ese momento, el público empezó a corear «a por ellos», «a por ellos». Precipitadamente, salimos del local pensando que «ellos» éramos nosotros, pero no: «ellos» eran los toros del encierro y la jotilla la cantan al inicio de la carrera en las fiestas.

Yo llevaba tiempo yendo a por ello, a conseguir modificar los síntomas con la información. Se iba acercando el tiempo de mi jubilación y perdía la esperanza de conseguir el objetivo como profesional.

El Dr. Aguirrezábal vino en mi ayuda. Me convenció de que teníamos que seguir con la propuesta pedagógica en pacientes de migraña y, ya que me había jubilado, tendríamos que hacer algo en su Centro de Salud.

—El problema es el tiempo.

Los médicos de atención primaria disponen de escasos minutos para cotillear con los pacientes y nuestro cotilleo exigía en torno de una hora. Eso lo hacía inviable.

—¿Por qué no hacemos grupos?

Agrupando a los pacientes, multiplicábamos por 12 el tiempo disponible. Doce en uno.

—¡A por ellos!

No vale de nada construir una teoría si no la ponemos en práctica. Nos pusimos las pilas y, con la bendición de la dirección del centro, pusimos en marcha la estrategia educativa con grupos. Iñaki preparó una presentación y, con la ayuda de Marisol Pérez de San Román, médico de atención primaria y Cristina Arenaz, una paciente que se volcó con paciencia infinita en la edición de folletos explicativos para los pacientes, iniciamos la experiencia.

Los resultados han sido espectaculares. Un curso de 8 horas disminuye en torno al 70% los días de dolor, el consumo de fármacos y la percepción de invalidez. Vistos los resultados, Iñaki se empeñó en demostrar en un trabajo de investigación la eficiencia de la intervención. Después de un estudio «antes-después», puso en marcha un ensayo clínico aleatorio. Comparó el resultado de los alumnos con el de los que seguían el tratamiento habitual. Se publicó el pasado año, confirmando las expectativas [68].

Los fisios, a través de la SEFID, estaban impulsando el cambio de paradigmas, desplazando el interés por los tejidos del aparato locomotor al estudio de la gestión del cerebro. *No brain, no pain*, era el nuevo mantra. Los congresos de la SEFID permitieron conocer a los más prestigiosos investigadores en dolor, desde la perspectiva moderna.

La doctora Maria Jesús Barrenengoa nos conoció y puso en marcha en Centros de Atención Primaria de Bizkaia su programa de atención grupal en pacientes con *fibromialgia*, desde la perspectiva educacional [69].

Otros profesionales se animaron y, hoy en día, la corriente pedagógica grupal se ha extendido considerablemente, aunque sigue siendo minoritaria. Esto no hay quien lo pare. Incomprensiblemente, los neurólogos no están. Siguen con sus fármacos.

El movimiento renovador incorpora, además, la transversalidad: en los cursos y congresos, cada vez aparecen más médicos de atención primaria y psicólogos, aunque los fisios siguen siendo una mayoría aplastante. Se consigue así el marco básico teórico compartido, gracias al encuentro de narrativas profesionales construidas desde distintos ángulos de observación.

No es fácil cambiar los paradigmas, pero cuando toca, toca, especialmente en el ámbito sanitario.

107 Aprender a desaprender. Resistencias.

La información vertida por los expertos en torno a los «síntomas sin explicación médica» es, en mi opinión, cuestionable a la luz de la biología. Por sí sola, sería una buena razón para acometer un cambio radical en lo que contamos y aconsejamos los profesionales.

En los cursos de postgrado que imparto a fisioterapeutas, invariablemente compruebo que, en los años de grado, les explican conceptos básicos sobre dolor que son erróneos y que muchos otros conceptos que, a la luz de lo que vamos sabiendo, son fundamentales, no se explican.

Cuando acaban su formación, tienen que realizar el doble esfuerzo de desaprender lo aprendido y aprender lo que no se les ha enseñado. Es urgente, por lo tanto, un cambio radical en los marcos teóricos vigentes en las aulas.

Hay otra razón más apremiante: la información recibida en los cursos de grado y que los profesionales trasladan en la clínica a los pacientes forma parte del problema. Facilita sesgos, falacias lógicas que generan bucles, nudos enmarañados de creencias y expectativas que favorecen la cronificación. Aprender exige esfuerzo. Desaprender, cuando todavía está caliente lo aprendido, exige algo más que un esfuerzo adicional. Es lógico que aparezcan resistencias.

La denominada por Thomas Kuhn «ciencia normal», la que cuenta con más aceptación y apoyo entre los profesionales, contiene siempre carencias, segmentos de la realidad que dicha ciencia normal no puede explicar. Ese es el caso de los «síntomas sin explicación médica». En un momento dado, aparece nuevo conocimiento que ofrece una solución a esa limitación de la ciencia normal, pero cuestiona los paradigmas en los que se asentaba. Es un conocimiento revolucionario, radicalmente opuesto a los postulados vigentes.

Los representantes de la ciencia normal, los comités de expertos, mostrarán indiferencia inicialmente a las nuevas propuestas, hasta que no tengan más remedio que entrar al trapo. Lo harán rechazando desde el principio de autoridad (*ad verecundiam*) las tesis de esos «don nadie» (*ad hominem*) sin entrar a analizar los contenidos de las nuevas propuestas. Puede que de la indiferencia se pase a la reacción airada, hasta que, si esa ciencia revolucionaria obtiene la aprobación por su carga de veracidad, la aceptarán, incorporándola a la ciencia normal progresivamente [70].

Algunos pensamos que estamos en ese escenario de cambio de paradigmas y nos ha tocado divulgar lo que, a ciencia cierta, creemos que resuelve algunas incógnitas reconocidas por la ciencia normal. Esta ciencia normal confía en que su marco teórico acabará dando con la explicación y resolución de los problemas: «se están produciendo avances considerables en el conocimiento de la biología molecular, que permitirán disponer de nuevas terapias...»

El colectivo de neurólogos está instalado en la cuestión de la migraña con la seguridad que da habitar el espacio más científico, el de la ciencia normal. No consideran necesario ningún cambio y, menos aún, el sugerido a través de una ciencia revolucionaria, que para ellos no es más que charlatanería barata.

Para los neurólogos, la migraña es una enfermedad cerebral de origen genético. El cerebro es hiperexcitable. No conviene irritarlo con estímulos de todo tipo. Aconsejan, por ello, un ambiente relajante, con poca luz, sin ruido; vida ordenada, sin cambios.

Contienen la hiperexcitabilidad neuronal con «neuromoduladores». Recomiendan el calmante precoz. En definitiva, con un cerebro fácilmente irritable hay que andarse con cuidado. «Síndrome de cerebro irritable». No se cuestionan lo que proponen como explicación de lo que sucede.

Reconocen que las cosas no van bien para los pacientes de migraña, pero atribuyen el fracaso a que no se les consulta suficiente, a que los pacientes no cumplen con los tratamientos, no llevan una vida ordenada o se automedican a su antojo. No hay ni asomo de autocrítica y, cuando la hay, no se tiene en cuenta, aunque proceda de reconocidos líderes. Como muestra, un botón.

> La réplica experimental de la migraña por los desencadenantes puede ser más compleja de lo que parece. La respuesta a un factor desencadenante depende: de la expectativa, condicionamientos previos, aprendizaje, memorias, motivación, significado.
>
> Si la migraña es un déficit cerebral de habituación a estímulos irrelevantes, ¿no deberíamos más bien habituar el cerebro en vez de evitar los desencadenantes? [71]

Este párrafo se escribió en 2013. Lo suscribo en su totalidad. Su repercusión, nula. Se sigue recomendando identificar, para evitar los desencadenantes, lo contrario de lo que proponen los autores del editorial. Da la impresión, a veces, de que a los neurólogos no les interesa la neurociencia.

Al contrario, un porcentaje creciente del colectivo de fisioterapeutas ha apostado por el cambio de paradigmas en el terreno del dolor y ha podido comprobar cómo se disuelven casos cronificados, embarullados, náufragos de un proceso que acumula informaciones contradictorias, fracasos terapéuticos y pronósticos catastróficos arbitrarios.

Cada día se aportan más evidencias de que el cambio de marco teórico es rentable en todos los sentidos [72], [73]. La estrategia es sencilla: se explica a los pacientes que el dolor no surge necesariamente de un tejido dañado, sino de un cerebro que evalúa erróneamente amenaza y se les anima a moverse, sin miedo, a jugar, a socializarse, haciéndoles ver que el movimiento es saludable y la inactividad, perjudicial. La actividad puede consistir en excursiones por la naturaleza, juegos, o sesiones de Chikung. Es lo de menos, en mi opinión. El grupo potencia el buen rollo, el disfrute. Se promueve la socialización, el cotilleo productivo y los pacientes van viendo la salida del túnel, en muchos casos. Puedo dar fe de ello, ya que he tenido la oportunidad de asistir a algunas sesiones.

108 La propuesta de las enfermedades autoneuroinmunes

En 2019, escribí a dúo con mi hija Inés *Desaprender la migraña*. El libro recoge los contenidos del curso que impartimos a pacientes en la clínica de mi hija y yerno. En él expongo mi propuesta de concebir la migraña como una *enfermedad autoneuroinmune*. Ya he descrito en capítulos anteriores mis argumentos. Creo que la hipótesis del error evaluativo del sistema neuroinmune es aplicable a la comprensión de los síntomas sin explicación médica.

El componente informativo adquirido de dicho sistema contiene una cuota de error variable en sus evaluaciones, pudiendo activar innecesariamente estados evaluativo-motivacionales que sólo generan incapacidad y mortificación al individuo y suponen un despilfarro de recursos.

La información que recibe y utiliza el componente adquirido del subsistema neuronal defensivo está ofertada por los expertos, sin que el individuo pueda establecer la veracidad de dicha información. La irrupción de nuevas áreas de conocimiento desde la neurociencia cognitiva ofrece ahora la oportunidad de actualizar los marcos teóricos de la cultura experta y abrir una nueva estrategia de afrontamiento de los síntomas sin explicación médica.

Las etiquetas diagnósticas no corresponden a entidades concretas bien diferenciadas, sino a distintas expresiones de un proceso evaluativo erróneo.

Cada organismo está sometido a un desarrollo. No venimos al mundo con todos los programas determinados. La conectividad está abierta al cambio, en función de la información que el sistema neuroinmune va extrayendo de la experiencia propia y observación de modelos —para bien y para mal—, pero, en nuestra especie, el sistema está abierto además a la recepción de información por parte de los expertos.

Adaptando la afirmación de Tehodosius Dobzhansky, podríamos proponer que:

Nada tiene sentido en biología (humana) si no es a la luz de la evolución (cultural).

Para nosotros, la cultura es biología. Recuerde: los seres vivos están formados por materia, energía, espacio-tiempo e...

—*Información.*

¡Bravo!

109 ¿Quiere decir algo?

Bueno. Hasta aquí hemos llegado. Llega el momento de la despedida. Espero haber cumplido con el propósito: contar mi intrahistoria como paciente y profesional. Cotillear sobre lo vivido en todos estos años. Si quiere decir algo antes de despedirse, puede hacerlo.

—*En primer lugar, me ha resultado interesante. Extraño y novedoso al principio y un poco frustrante, al ver que no me iba a dar soluciones. A medida que avanzaba en la lectura, iba comprendiendo más. Me ha dado miedo al principio lo de la estructura kafkiana, pero ahora me siento mejor, convencida de que mi organismo está sano y que es cuestión de desaprender. Me da un poco de vértigo saber que es cosa mía, que la salida del túnel la tengo que encontrar yo, sin ayuda, sin pautas.*

Es comprensible. Aprendemos cuando actuamos. El juego-exploración es la base del aprendizaje. No tenga miedo. No se exija. No se angustie. Proyecte su convicción de organismo sano hacia el interior y recupere progresivamente la normalidad, las actividades que su sistema neuroinmune había penalizado. No piense en etiquetas ni terapias. Reflexione sobre lo aprendido, sobre la indefensión respecto a la información de expertos. No he pretendido hacer un libro de autoayuda. Tampoco estoy seguro de que sirvan de algo. La autoayuda la ha conseguido ya aumentando su conocimiento sobre el organismo, sobre biología neuroinmune.

He intentado tenerle siempre presente cuando escribía, buscando la sencillez en la exposición de los conceptos. Yo también he sufrido el calvario de los síntomas. Nadie me dio pautas ni fórmulas. No hacían falta. A medida que iba comprendiendo y experimentando, los síntomas fueron desapareciendo, como desaparece la niebla cuando sale el sol.

La soledad puede ser un acicate para implicarse en la solución de los problemas que nos afectan. No hay que venirse abajo por no tener a alguien cerca que nos eche una mano.

Está a su alcance el conseguirlo.

Le deseo lo mejor.

110 El proceso

He relatado a lo largo del libro mi intrahistoria como profesional y como paciente de enfermedades reales y virtuales. He padecido síntomas con y sin explicación médica. Gracias a la cultura experta, sigo vivo. Los antibióticos evitaron que el bacilo de Koch siguiera su proceso en la segunda ola y acabara conmigo.

Por culpa de la hipocondría de mi sistema neuroinmune, del que mi *yo* consciente forma también parte, sufrí el tormento y la incapacitación de los síntomas durante muchos años, habiéndome librado por pelos y por mis visitas a la biblioteca de complicaciones mayores.

En mi caso, he cumplido criterios para hacerme acreedor a alguna etiqueta de enfermedad misteriosa y mal explicada —síncope vasovagal, migraña, síndrome de salida torácica, síndrome PPPD, meralgia parestésica, dolor musculoesquelético crónico y algún otro. El tiempo me ha demostrado que esas etiquetas no corresponden a enfermedades, a estados patológicos establecidos que solamente una terapia podrá corregir.

El proceso evaluativo-motivacional del sistema neuroinmune es continuo y, como sucede en los sistemas complejos adaptativos, se producen fluctuaciones con transiciones a estados más o menos estables que los expertos etiquetan como entidades concretas. La cultura experta dominante actual, a la hora de juzgar los síntomas sin explicación médica, considera los genes, la alimentación, el estrés y los hábitos no saludables, pero no tiene en cuenta a la cultura experta como un factor relevante. Da por sentado que es la que dispone de mayor evidencia científica.

En mi opinión, es una omisión grave. La epidemiología de los síntomas sin explicación médica tiene mucho que ver con la cultura experta. La hipótesis de la iatrogenia neuroinmune aporta una posible explicación a lo inexplicado, pero perfectamente explicable desde el marco del aprendizaje, un proceso en continuo desarrollo capaz de generar estados erróneos neuroinmunes.

La inmunología aplica el marco teórico adecuado e investiga el proceso evaluativo erróneo del sistema inmune, tratando de revertirlo. La neurología no entra en esa consideración y sigue apostando por la vía molecular.

Los síntomas sin explicación médica son, realmente, síntomas con explicación neurológica potencial, facilitada por la irrupción de nuevo conocimiento sobre gestión neuroinmune. Mi condición de paciente y neurólogo me acercó por curiosidad, azar y necesidad a la biología, a la perspectiva sistémica y, gracias a ello, me he librado de muchas penas e invalideces del pasado y, previsiblemente, de un futuro que no llegó a realizarse, gracias a lo que aprendí en mi interacción con libros y pacientes.

El libro ha recogido mi peripecia somática y espero que en él se vean reflejados y beneficiados de la lectura tanto pacientes como profesionales.

¡Buen provecho!

111 Post data: «covid persistente»

Había utilizado en el libro la metáfora de un estado de confinamiento sin evidencia de virus para describir el proceso kafkiano generado por el sistema neuroinmune *sapiens* (m.n.t.) en los «síntomas sin explicación médica». Era un ejemplo, una situación ficticia, pero a veces la realidad supera a la ficción.

Ya por septiembre de 2020, empecé a pensar que el clima informativo en torno a la pandemia podría generar un caldo de cultivo favorable a la aparición de síntomas, no debidos a los destrozos del virus, sino a las creencias y expectativas que la información experta aporta. Publiqué en el blog una entrada advirtiendo del peligro.

Lamentablemente, los malos augurios se han confirmado. Ha nacido la etiqueta «covid persistente». Un porcentaje sustancial de afectados por el virus, generalmente de modo leve o moderado, en algún caso sin confirmación por PCR y con predominio en mujeres de edad mediana, lejos de recuperarse, como sería de esperar en un proceso viral agudo, se sienten muy enfermos, con todo tipo de síntomas. Los estudios son normales, aunque los pacientes no pueden con su alma: están doloridos, extremadamente cansados, desmotivados, con niebla mental, mareos, hormigueos y otros síntomas [75]. Lógicamente, ellos y los profesionales que les atienden lo achacan todo al virus, aunque no haya ninguna evidencia de que siga dentro haciendo de las suyas.

Hay que distinguir entre las secuelas físicas que deja la infección, que son objetivables y tremendas en algunos casos y las secuelas de síntomas sin evidencia de daño. Recuerde: el organismo real y el virtual.

Lo que no ha hecho el virus puede hacerlo el sistema neuroinmune. El colectivo de afectados es numeroso y, presumiblemente, irá creciendo. En las consideraciones de los profesionales no aparece ni por asomo nada de lo que en el libro se ha expuesto.

En mi opinión, estamos ante una nueva versión de un viejo problema. Un organismo razonablemente sano, pero gestionado por un sistema neuroinmune equivocado, inducido al error por la información de los expertos. Al menos, es una hipótesis que debería ser tenida en cuenta.

Una vez más, aparece la *iatrogenia neuroinmune,* propiciada por la información.

Espero que la lectura del libro actúe como una vacuna frente a esta nueva amenaza.

Cuídese de la información. Protéjase con el conocimiento. No deje que su sistema neuroinmune le amargue la vida.

112 La goicotribu

Los humanos tendemos a agruparnos para optimizar el logro de nuestros objetivos. Hasta el neolítico, los grupos de cazadores recolectores *sapiens* eran reducidos, unas pocas docenas. Su pequeña dimensión permitía el cotilleo constructivo y, gracias a la socialización de información y habilidades instrumentales, sobrevivían, aunque no sin apuros.

La revolución de la agricultura y la ganadería modificó sustancialmente el hábitat en el que cada *sapiens* desarrollaba su peripecia vital. El humilde experto de la manada ancestral, que conocía por experiencia hierbas medicinales, fue desbancado por los grandes iluminados que mantenían línea directa con los dioses y sostenían que los síntomas sin explicación médica de hoy tenían entonces explicación divina. A los dioses les siguieron humores, energías inmateriales, genomas, etiquetas diagnósticas y remedios de todo tipo.

El sobredimensionamiento de los colectivos humanos ha generado una proliferación incontrolada de colectivos extensos de profesionales que ofrecen marcos teóricos y aplicaciones prácticas diversas y contradictorias para explicar y aliviar síntomas de todo tipo. Nunca me he sentido cómodo en las sociedades profesionales y sólo me he afiliado a una: la SEFID (Sociedad Española de Fisioterapia y Dolor) porque me sentía más solo que la una y necesitaba el calor de la pertenencia a un grupo con el que me sintiera identificado, como fue el caso.

Sigue viva mi tendencia a ir por libre, en solitario o con gente cercana con la que puedo interactuar bidireccionalmente. Sin saber cómo, mis hijas Maite e Inés y la compañera de fatigas María Jiménez, también fisioterapeuta, me animaron a formar un pequeño grupo para promover y divulgar lo que se nos fuera ocurriendo, con nuestro estilo y a nuestro aire. Un neurólogo, dos fisioterapeutas y una ingeniera. Como no podía ser de otra manera, somos ¡cuatro! Otra vez el cuatro.

Nuestra filosofía es sencilla: incorporar a nuestras mentes soñadoras el máximo de información proveniente de libros, revistas y redes sociales, así como del relato de los pacientes y experiencias propias, hacer la digestión de lo aprendido y trasladar nuestras hipótesis de modo ya cocinado a los pacientes afectados por este drama de los síntomas sin explicación médica. Informamos sobre la trama biológica del problema y animamos a recuperar la libertad para jugar-explorar sin el miedo que la cultura experta ha introducido en su sistema neuroinmune.

A esta labor informativa nos dedicamos y este ha sido el objetivo del libro.

No hay nada que temer, sino comprender. (Marie Curie)

Know pain, no pain (GoiGroup)

No tienes nada que perder, sólo el dolor (Kevin Allcoat, padeciente)

Usted no ha hecho nada para merecer esto. No es un mal nacido —genes— ni una mala persona. Puede que sólo esté mal educado.

113 Un consejo

Vuelva a leer el prólogo de mi nieta. Quédese con su sencillez y, sobre todo, juegue, sin miedo. Jugar con miedo sólo potencia el miedo.
Si los profesionales no han encontrado una explicación, es porque reside en un organismo sano. No tema. Salga a jugar.

Sin miedo. Poco a poco. (Ariane Merino Goicoechea)

Este libro es la punta del iceberg. Si quieres saber más sobre nosotros, hay varias formas. Arturo mantiene un blog desde el año 2009 (arturogoicoechea.com).

Además, hemos creado GoiGroup, un rinconcito para pacientes y profesionales con herramientas para abordar y afrontar los *síntomas sin explicación médica*, y donde te animamos a que trastees (goigroup.org): encontrarás cursos, webinarios, afrontamientos, testimonios de padecientes y profesionales y mucho más.

AGRADECIMIENTOS

Este libro ha visto la luz gracias al aliento de mis hijas Inés y Maite. Mi yerno Asier Merino se ha tomado la molestia de leerlo con su habitual lupa de buena crítica y me ha hecho apreciar aspectos inadvertidos. Agradezco también los comentarios de Ander Iraola y Arantza Urdangarín y el apoyo de publicación de Inés Goicoechea y Bittori Tellería.

Referencias

[1] B. J. Baars, S. Franklin, y T. Z. Ramsoy, «Global workspace dynamics: Cortical "binding and propagation" enables conscious contents», *Front. Psychol.*, 2013.

[2] M. Kurlansky, *Sal: Historia de la única piedra comestible.* Random House, 2003.

[3] G. Tononi y C. Koch, «The neural correlates of consciousness: An update», *Annals of the New York Academy of Sciences.* 2008.

[4] G. Tononi y C. Koch, «Consciousness: Here, there and everywhere?», *Philosophical Transactions of the Royal Society B: Biological Sciences.* 2015.

[5] D. Balduzzi y G. Tononi, «Qualia: The geometry of integrated information», *PLoS Comput. Biol.*, 2009.

[6] R. Dantzer, «Neuroimmune interactions: From the brain to the immune system and vice versa», *Physiological Reviews.* 2018.

[7] K. S. Walsh, D. P. McGovern, A. Clark, y R. G. O'Connell, «Evaluating the neurophysiological evidence for predictive processing as a model of perception», *Annals of the New York Academy of Sciences.* 2020.

[8] W. Brinjikji *et al.*, «Systematic literature review of imaging features of spinal degeneration in asymptomatic populations», *American Journal of Neuroradiology.* 2015.

[9] A. Bubic, D. Yves von Cramon, y R. I. Schubotz, «Prediction, cognition and the brain», *Frontiers in Human Neuroscience.* 2010.

[10] L. Mair, «Medically unexplained symptoms: Continuing challenges for primary care», *British Journal of General Practice.* 2017.

[11] L. Bazzichi *et al.*, «One year in review: Fibromyalgia», *Clin. Exp. Rheumatol.*, 2016.

[12] P. J. Goadsby, P. R. Holland, M. Martins-Oliveira, J. Hoffmann, C. Schankin, y S. Akerman, «Pathophysiology of Migraine: A Disorder of Sensory Processing.», *Physiol. Rev.*, 2017.

[13] S. Kauffman, *Investigaciones (metatemas)*. Tusquets Editores, 2003.

[14] L. Bromham, «Six Impossible Things before Breakfast: Assumptions, Models, and Belief in Molecular Dating», *Trends in Ecology and Evolution.* 2019.

[15] J. Kluger, *Simplejidad. Por qué las cosas simples acaban siendo complejas y cómo las cosas complejas pueden ser simples.* Ariel, 2009.

[16] R. D. Treede *et al.*, «Chronic pain as a symptom or a disease: The IASP Classification of Chronic Pain for the International Classification of Diseases (ICD-11)», *Pain.* 2019.

[17] D. Senkowski y A. Heinz, «Chronic pain and distorted body image: Implications for multisensory feedback interventions», *Neuroscience and Biobehavioral Reviews.* 2016.

[18] M. Hallett, «Physiology of free will», *Ann. Neurol.*, 2016.

[19] «The storytelling animal: how stories make us human», *Choice Rev. Online*, 2012.

[20] P. Seli, E. F. Risko, D. Smilek, y D. L. Schacter, «Mind-Wandering With and Without Intention», *Trends in Cognitive Sciences.* 2016.

[21] C. Parkes, O. Bezzina, A. Chapman, A. Luteran, M. H. Freeston, y L. J. Robinson, «Jumping to conclusions in persistent

pain using a somatosensory modification of the beads task», *J. Psychosom. Res.*, 2019.

[22] I. Riečanský y C. Lamm, «The Role of Sensorimotor Processes in Pain Empathy», *Brain Topography*. 2019.

[23] J. M. Krueger, M. G. Frank, J. P. Wisor, y S. Roy, «Sleep function: Toward elucidating an enigma», *Sleep Medicine Reviews*. 2016.

[24] M. E. Raichle, «The restless brain: How intrinsic activity organizes brain function», *Philosophical Transactions of the Royal Society B: Biological Sciences*. 2015.

[25] R. F. Baumeister, E. Bratslavsky, C. Finkenauer, y K. D. Vohs, «Bad is stronger than good.», *Rev. Gen. Psychol.*, 2001.

[26] P. Rozin y E. B. Royzman, «Negativity bias, negativity dominance, and contagion», *Personal. Soc. Psychol. Rev.*, 2001.

[27] M. E. Raichle, A. M. MacLeod, A. Z. Snyder, W. J. Powers, D. A. Gusnard, y G. L. Shulman, «A default mode of brain function», *Proc. Natl. Acad. Sci. U. S. A.*, 2001.

[28] M. Seligman, *Indefensión. En la depresión, el desarrollo y la muerte.* 1975.

[29] J. Schulkin y P. Sterling, «Allostasis: A Brain-Centered, Predictive Mode of Physiological Regulation», *Trends in Neurosciences*. 2019.

[30] L. G. P. L. Prata, I. G. Ovsyannikova, T. Tchkonia, y J. L. Kirkland, «Senescent cell clearance by the immune system: Emerging therapeutic opportunities», *Seminars in Immunology*. 2018.

[31] R. Chovatiya y R. Medzhitov, «Stress, inflammation, and defense of homeostasis», *Molecular Cell*. 2014.

[32] S. Talbot, S. L. Foster, y C. J. Woolf, «Neuroimmunity: Physiology and Pathology», *Annu. Rev. Immunol.*, 2016.

[33] E. Carstens, «Many parallels between itch and pain research», *European Journal of Pain (United Kingdom)*. 2016.

[34] A. Rosenberg, *How History Gets Things Wrong*. 2019.

[35] A. B. Safran y N. Sanda, «Color synesthesia. Insight into perception, emotion, and consciousness», *Current Opinion in Neurology*. 2015.

[36] S. B. Nuland, *El enigma del doctor Semmelweis: Fiebres de parto y gérmenes mortales*. Antoni Bosch, 2005.

[37] D. Guido *et al.*, «Pain rates in general population for the period 1991-2015 and 10-years prediction: Results from a multi-continent age-period-cohort analysis», *J. Headache Pain*, 2020.

[38] I. B. Wilson, «Adherence, placebo effects, and mortality», *J. Gen. Intern. Med.*, 2010.

[39] A. C. Scarfe, «Everything Flows: Towards a Processual Philosophy of Biology», *Process Stud.*, 2019.

[40] J. I. P. de Vries, G. H. A. Visser, y H. F. R. Prechtl, «The emergence of fetal behaviour. I. Qualitative aspects», *Early Hum. Dev.*, 1982.

[41] J. D. W. Greenlee *et al.*, «Human auditory cortical activation during self-vocalization», *PLoS One*, 2011.

[42] A. A. Gelfand, «Infant Colic», *Semin. Pediatr. Neurol.*, 2016.

[43] L. G. Maxwell, M. V. Fraga, y C. P. Malavolta, «Assessment of Pain in the Newborn: An Update», *Clinics in Perinatology*. 2019.

[44] M. Perry, Z. Tan, J. Chen, T. Weidig, W. Xu, y X. S. Cong, «Neonatal Pain: Perceptions and Current Practice», *Critical Care Nursing Clinics of North America*. 2018.

[45] D. A. Galloway, A. E. M. Phillips, D. R. J. Owen, y C. S. Moore, «Phagocytosis in the brain: Homeostasis and disease», *Frontiers in Immunology*. 2019.

[46] A. Scott, K. M. Khan, C. R. Roberts, J. L. Cook, y V. Duronio, «What do we mean by the term "inflammation"? A contemporary basic science update for sports medicine», *British Journal of Sports Medicine*. 2004.

[47] J. Savulescu, K. Wartolowska, y A. Carr, «Randomised placebo-controlled trials of surgery: Ethical analysis and guidelines», *J. Med. Ethics*, 2016.

[48] L. Albers, R. von Kries, A. Straube, F. Heinen, V. Obermeier, y M. N. Landgraf, «Do pre-school episodic syndromes predict migraine in primary school children? A retrospective cohort study on health care data», *Cephalalgia*, 2019.

[49] R. K. Cady, K. Farmer, J. K. Dexter, y J. Hall, «The bowel and migraine: Update on celiac disease and irritable bowel syndrome», *Curr. Pain Headache Rep.*, 2012.

[50] I. A. Kooij, S. Sahami, S. L. Meijer, C. J. Buskens, y A. A. te Velde, «The immunology of the vermiform appendix: a review of the literature», *Clinical and Experimental Immunology*. 2016.

[51] T. A. Lovick, «Central control of visceral pain and urinary tract function», *Autonomic Neuroscience: Basic and Clinical*. 2016.

[52] D. L. Everett, *No Duermas, Hay Serpientes. Vida Y Lenguaje En La Amazonia*. Turner.

[53] D. Holle *et al.*, «Persistent postural-perceptual dizziness: A matter of higher, central dysfunction?», *PLoS One*, 2015.

[54] N. Kazlauskas, M. Klappenbach, A. M. Depino, y F. F. Locatelli, «Sickness Behavior in Honey Bees», *Front. Physiol.*, 2016.

[55] D. Laino, E. Mencaroni, y S. Esposito, «Management of pediatric febrile seizures», *International Journal of Environmental Research and Public Health*. 2018.

[56] G. L. Engel, «Psychologic stress, vasodepressor (vasovagal) syncope, and sudden death», *Annals of Internal Medicine*. 1978.

[57] C. Castilla del Pino, *PATOGRAFIAS. NEUROSIS DE ANGUSTIA IMPOTENCIA SEXUAL*. Siglo Veintiuno, 1973.

[58] A. C. Gallup, «Over-the-counter painkillers and evolutionary mismatch», *Frontiers in Psychology*. 2019.

[59] S. Solomon, «Botulinum toxin for the treatment of chronic migraine: The placebo effect», *Headache*. 2011.

[60] A. J. Vickers *et al.*, «Acupuncture for Chronic Pain: Update of an Individual Patient Data Meta-Analysis», *Journal of Pain*. 2018.

[61] R. B. Kelly y J. Willis, «Acupuncture for pain», *Am. Fam. Physician*, 2019.

[62] R. A. Moore, P. J. Wiffen, S. Derry, y A. S. C. Rice, «Gabapentin for chronic neuropathic pain and fibromyalgia in adults», *Cochrane Database of Systematic Reviews*. 2014.

[63] R. D. Herbert y M. A. De Noronha, «Stretching to prevent or reduce muscle soreness after exercise», *Cochrane Database of Systematic Reviews*. 2007.

[64] N. Henschke, «Stretching before or after exercise does not reduce delayed-onset muscle soreness», *British Journal of Sports Medicine*. 2011.

[65] T. D. Dores Cruz, B. Beersma, M. T. M. Dijkstra, y M. N. Bechtoldt, «The bright and dark side of gossip for cooperation in groups», *Front. Psychol.*, 2019.

[66] G. L. Moseley, «Imagined movements cause pain and swelling in a patient with complex regional pain syndrome», *Neurology*, 2004.

[67] G. L. Moseley y D. S. Butler, «Fifteen Years of Explaining Pain: The Past, Present, and Future», *Journal of Pain*. 2015.

[68] I. Aguirrezabal *et al.*, «Effectiveness of a primary care-based group educational intervention in the management of patients with migraine: A randomized controlled trial», *Prim. Heal. Care Res. Dev.*, vol. 20, 2019.

[69] M. J. Barrenengoa-Cuadra, L. Á. Angón-Puras, J. I. Moscosio-Cuevas, J. González-Lama, M. Fernández-Luco, y R. Gracia-Ballarín, «Effectiveness of pain neuroscience education in patients with fibromyalgia: Structured group intervention in Primary Care», *Aten. Primaria*, 2020.

[70] T. Kühn, «La estructura de las revoluciones científicas», *Rev. Filos. la Univ. Costa Rica*, 2002.

[71] P. J. Goadsby y S. D. Silberstein, «Migraine triggers: Harnessing the messages of clinical practice», *Neurology*. 2013.

[72] M. A. Galan-Martin, F. Montero-Cuadrado, E. Lluch-Girbes, M. C. Coca-López, A. Mayo-Iscar, y A. Cuesta-Vargas, «Pain Neuroscience Education and Physical Therapeutic Exercise for Patients with Chronic Spinal Pain in Spanish Physiotherapy Primary Care: A Pragmatic Randomized Controlled Trial», *J. Clin. Med.*, 2020.

[73] M. Serrat *et al.*, «Effectiveness of a Multicomponent Treatment for Fibromyalgia Based on Pain Neuroscience Education, Exercise Therapy, Psychological Support, and Nature Exposure (NAT-FM): A Pragmatic Randomized Controlled Trial», *J. Clin. Med.*, vol. 9, n.º 10, p. 3348, oct. 2020.

www.ingramcontent.com/pod-product-compliance
Lightning Source LLC
Chambersburg PA
CBHW070615220526
45466CB00001B/5